François Thillays
Etienne Bardet

Chimioradiothérapie et carcinome de l'oropharynx

François Thillays
Etienne Bardet

Chimioradiothérapie et carcinome de l'oropharynx

Etude rétrospective monocentrique de 101 patients :
Résultats et étude de la toxicité tardive

Presses Académiques Francophones

Impressum / Mentions légales
Bibliografische Information der Deutschen Nationalbibliothek: Die Deutsche Nationalbibliothek verzeichnet diese Publikation in der Deutschen Nationalbibliografie; detaillierte bibliografische Daten sind im Internet über http://dnb.d-nb.de abrufbar.
Alle in diesem Buch genannten Marken und Produktnamen unterliegen warenzeichen-, marken- oder patentrechtlichem Schutz bzw. sind Warenzeichen oder eingetragene Warenzeichen der jeweiligen Inhaber. Die Wiedergabe von Marken, Produktnamen, Gebrauchsnamen, Handelsnamen, Warenbezeichnungen u.s.w. in diesem Werk berechtigt auch ohne besondere Kennzeichnung nicht zu der Annahme, dass solche Namen im Sinne der Warenzeichen- und Markenschutzgesetzgebung als frei zu betrachten wären und daher von jedermann benutzt werden dürften.

Information bibliographique publiée par la Deutsche Nationalbibliothek: La Deutsche Nationalbibliothek inscrit cette publication à la Deutsche Nationalbibliografie; des données bibliographiques détaillées sont disponibles sur internet à l'adresse http://dnb.d-nb.de.
Toutes marques et noms de produits mentionnés dans ce livre demeurent sous la protection des marques, des marques déposées et des brevets, et sont des marques ou des marques déposées de leurs détenteurs respectifs. L'utilisation des marques, noms de produits, noms communs, noms commerciaux, descriptions de produits, etc, même sans qu'ils soient mentionnés de façon particulière dans ce livre ne signifie en aucune façon que ces noms peuvent être utilisés sans restriction à l'égard de la législation pour la protection des marques et des marques déposées et pourraient donc être utilisés par quiconque.

Coverbild / Photo de couverture: www.ingimage.com

Verlag / Editeur:
Presses Académiques Francophones
ist ein Imprint der / est une marque déposée de
OmniScriptum GmbH & Co. KG
Heinrich-Böcking-Str. 6-8, 66121 Saarbrücken, Deutschland / Allemagne
Email: info@presses-academiques.com

Herstellung: siehe letzte Seite /
Impression: voir la dernière page
ISBN: 978-3-8381-4556-3

Zugl. / Agréé par: UNIVERSITE DE NANTES

Copyright / Droit d'auteur © 2014 OmniScriptum GmbH & Co. KG
Alle Rechte vorbehalten. / Tous droits réservés. Saarbrücken 2014

Table des matières

1. INTRODUCTION 5

   1.1. GENERALITES SUR LA CHIMIORADIOTHERAPIE CONCOMITANTE 6

       1.1.1   Historique 6

       1.1.2   Expérience clinique 6

   1.2. TOXICITE DE LA CHIMIORADIOTHERAPIE CONCOMITANTE 7

       1.2.1   Toxicité aiguë 7

       1.2.2   Toxicité tardive 8

2. MATERIEL ET METHODES 14

   2.1. ELIGIBILITE 14

       2.1.1   Critères d'inclusion 14

       2.1.2   Critères d'exclusion 15

   2.2   TRAITEMENT 15

       2.2.1   Radiothérapie 15

       2.2.2   Chimiothérapie 16

       2.2.3   Méthodologie 16

   2.3   ETUDE DE LA TOXICITE TARDIVE 17

       2.3.1   Grille de toxicité 17

   2.4 ETUDE STATISTIQUE 28

3. RESULTATS 28

   3.1 POPULATION 28

       3.1.1   Eligibilité 28

       3.1.2   Suivi 29

       3.1.3   Age des patients et sex ratio 29

       3.1.4   Histologie 29

       3.1.5   Aspect macroscopique de la tumeur 29

       3.1.6   Etat général des patients 29

       3.1.7   Localisation tumorale 30

	3.1.8	Données biologiques	30
	3.1.9	Classification TNM des tumeurs	30
3.2	TRAITEMENT REÇU		31
	3.2.1	Radiothérapie	31
	3.2.1	Chimiothérapie	32
	3.2.2	Réalimentation	32
3.3	SURVIE		32
	3.3.1	Causes de décès	32
	3.3.2	Survie globale	33
	3.3.3	Survie sans maladie	34
	3.3.4	Contrôle locorégional	34
3.4	FACTEURS PRONOSTIQUES		35
	3.4.1	Analyse univariée	35
	3.4.2	Analyse multivariée	38
3.5	ETUDE DE LA TOXICITE TARDIVE		39
	3.5.1	Population	39
	3.5.2	Intoxication alcoolo-tabagique	40
	3.5.3	Comorbidités	40
	3.5.4	Situation socioprofessionnelle	40
3.6	EVALUATION DE LA TOXICITE TARDIVE		41
	3.6.1	Etat général	41
	3.6.2	Peau	41
	3.6.3	Muqueuse oro-pharyngée	44
	3.6.4	Glandes salivaires	46
	3.6.5	Dents	47
	3.6.6	Mandibule	49
	3.6.7	Larynx	50
	3.6.8	Audition	52
	3.6.9	Neurologie	53
	3.6.10	Thyroïde	53
3.7	QUALITE DE VIE		54
	3.7.1	Douleur	54
	3.7.2	Déglutition	54
	3.7.3	Dents	55
	3.7.4	Glandes salivaires	55
	3.7.5	Mastication	56
	3.7.6	Parole	56
	3.7.7	Sens	56
	3.7.8	Repas en société	57
	3.7.9	Contact social	57
	3.7.10	Sexualité	57
	3.7.11	Poids	58
	3.7.12	Item isolé	58
3.8	CONCLUSION DU PATIENT		59
3.9	RECAPITULATIF		59

4. DISCUSSION 61

4.1 RESULTATS CARCINOLOGIQUES 61
    4.1.1 Comparaison avec l'essai ARCORO *61*
    4.1.2 Survie *62*

  4.1.3 Caractéristiques des patients *62*
  4.1.4 Traitement reçu *63*
  4.1.5 Facteurs pronostiques *63*
 4.2 ETUDE DE LA TOXICITE 64
  4.2.1 Etude de la toxicité aiguë *64*
  4.2.2 Etude de la toxicité tardive *65*
  4.2.3 Moyens actuels pour diminuer la toxicité tardive *68*
  4.2.4 Les échelles de toxicité *70*

5. CONCLUSION **71**

6. LISTE DES ABREVIATIONS **72**

7. BIBLIOGRAPHIE **73**

RESUME **77**

1. Introduction

Les cancers des voies aéro-digestives supérieures (VADS) regroupent les carcinomes épidermoïdes de la cavité buccale, de l'oropharynx, de l'hypopharynx, du nasopharynx et du larynx. Ce sont des tumeurs fréquentes, avec 80 700 nouveaux cas diagnostiqués en 1996 dans la communauté européenne et 40 000 nouveaux cas en 2000 aux Etats-Unis [1, 2]. Ils arrivent au sixième rang de l'incidence mondiale annuelle des cancers, avec plus de 500 000 nouveaux cas dans le monde en 2000. Ils représentent 10% des tumeurs malignes de l'homme et 2% des tumeurs malignes de la femme. Il existe une nette prédominance masculine avec un sex ratio de 9 pour 1. L'âge moyen au diagnostic est de 60 ans chez l'homme et de 64 ans chez la femme [3]. Le réseau français des registres des cancers (FRANCIM) estime à près de 20 000 le nombre des nouveaux cas de cancers des VADS par an en France dont 1000 nouveaux cas par an pour la région des Pays de la Loire [4].

Le pronostic est essentiellement lié à l'extension locorégionale de la maladie. Au moins 40% des patients souffrant d'un cancer de la cavité buccale et du pharynx sont atteints d'une forme localement évoluée [5].

Une des voies pour améliorer le contrôle local voire la survie de ces patients consiste à associer une chimiothérapie concomitante à la radiothérapie. Nous rapportons ici les résultats et l'étude de la toxicité tardive d'une étude rétrospective de 101 patients traités au Centre Régional et de Lutte Contre le Cancer (CRLCC) Nantes Atlantique par radiothérapie avec chimiothérapie concomitante associant carboplatine et 5-fluorouracile pour un carcinome épidermoïde localement évolué non résécable de l'oropharynx ou de la cavité buccale.

1.1. Généralités sur la chimioradiothérapie concomitante

1.1.1 Historique

Les résultats décevants des associations séquentielles de chimiothérapie (adjuvante puis néo-adjuvante) à la radiothérapie dans le traitement des carcinomes épidermoïdes des VADS et l'efficacité des associations concomitantes pour les carcinomes épidermoïdes dans d'autres localisations (œsophage, canal anal) ont abouti à proposer des associations concomitantes de chimiothérapie et de radiothérapie pour les cancers des VADS [6, 7].

1.1.2 Expérience clinique

Les principaux agents cytotoxiques testés dans le cadre d'une mono ou d'une poly-chimiothérapie concomitante à la radiothérapie ont été le méthotrexate, la bléomycine [8], le cisplatine, le carboplatine, le 5-fluorouracile [9], la mitomycine C et l'hydroxyurée. Les taxanes (docétaxel et paclitaxel), la tirapamazine et les anticorps anti-EGFR (C225) ainsi que la gemcitabine sont actuellement en cours d'essai.

Une méta-analyse sur l'efficacité de la chimiothérapie dans les cancers des VADS a été publiée en 2000 (Meta-Analysis of Chemotherapy in Head & Neck Cancer MACH NC 1) [10]. Elle porte sur l'analyse de données individuelles de 10 741 patients randomisés entre 1965 et 1993 dans des essais publiés et non publiés, entre un traitement local par radiothérapie seule et le même traitement local avec une chimiothérapie. Cette étude a révélé un bénéfice absolu de taux de survie globale à 5 ans de 4% (de 32% à 36%) en faveur de la chimiothérapie. Le plus grand bénéfice a été observé lorsque la chimiothérapie était administrée en concomitance à la radiothérapie par rapport à l'association séquentielle. Après une durée de surveillance médiane de 5,9 ans, le gain en survie à 5 ans obtenu avec la chimiothérapie néo-adjuvante est de 2% et non significatif. En revanche, les associations concomitantes montrent une amélioration du taux de survie à 5 ans de **8%** (p<0,0001) par rapport à la radiothérapie.

1.2. *Toxicité de la chimioradiothérapie concomitante*

La tête et le cou sont une région complexe dont chacun des tissus (la muqueuse, l'épiderme, le derme, le tissu conjonctif sous-cutané, les glandes salivaires, les dents, le tissu ostéocartilagineux) répond de manière différente aux rayonnements ionisants. La toxicité de la radiothérapie sur les tissus sains sera donc de deux ordres :

1.2.1 Toxicité aiguë

La toxicité aiguë est liée à l'altération des tissus à renouvellement rapide situés dans le volume d'irradiation c'est à dire essentiellement la peau et la muqueuse oropharyngée. Cette toxicité aiguë est responsable d'une dermo-épithélite cervicale et d'une mucite oropharyngée toutes deux dépendantes de la dose et toujours réversibles [11]. Les signes cliniques apparaissent après deux semaines de traitement, se majorent ensuite et disparaissent en moyenne 2 à 4 semaines après l'arrêt du traitement. Cette mucite sera majorée par les agents de chimiothérapie qui présentent une toxicité muqueuse marquée notamment le 5-fluorouracile. Dans l'essai ARCORO (Association Radiothérapie et Chimiothérapie Concomitante des Carcinomes de l'Oropharynx), on rapporte ainsi une incidence de mucite de grade III et IV de 71%, nécessitant la mise en place d'une sonde d'alimentation entérale pour 36% des patients dans le bras chimioradiothérapie [12].

1.2.2 Toxicité tardive

La toxicité tardive se manifeste par l'altération des tissus à renouvellement lent (les glandes salivaires, le tissu conjonctif, l'endothélium capillaire, le tissu musculaire et osseux, le tissu nerveux et la thyroïde) [13]. Elle se manifeste sur la muqueuse oropharyngée par une décoloration, un amincissement et une diminution de la souplesse de la muqueuse et une induration des tissus sous-muqueux qui peut se compliquer d'une ulcération voire d'une nécrose. Cette réaction tardive est rare et son délai d'apparition est variable, de l'ordre de plusieurs mois. Dans cette atteinte muqueuse, l'atteinte aiguë des bourgeons du goût est le plus souvent transitoire mais peut aboutir à une dysgueusie ou une agueusie permanente. La toxicité sur la peau se manifeste à des degrés variables sous la forme de télangiectasies, d'une atrophie ou d'ulcérations. Plus fréquente, l'atteinte des tissus conjonctifs se manifeste par une fibrose responsable d'une diminution de l'élasticité des tissus sous-cutanés ou sous-muqueux voire plus rarement d'un œdème ou d'une nécrose des tissus mous. Lorsque la radiothérapie est délivrée en regard de la branche montante de la mandibule, l'atteinte de l'articulation temporomandibulaire et des muscles masticateurs peut se manifester par un trismus [14]. L'atteinte des glandes salivaires est constante au delà de 50 Gy et se manifeste par une xérostomie [15]. Elle est responsable de troubles de la déglutition, de la mastication, de la parole et de dégâts dentaires (de la carie à la fracture) [16]. Les lésions dentaires sont secondaires à la xérostomie et aux changements de la flore microbienne. Elles favorisent la toxicité osseuse presque exclusivement sur la mandibule. Celle-ci va du séquestre à l'ostéonécrose [17]. Concernant le larynx, la complication post-radique tardive la plus fréquente est l'œdème laryngé, qui se traduit par une dysphonie et, dans les cas les plus sévères, par une dyspnée. Enfin, l'irradiation de la thyroïde se complique parfois d'une hypothyroïdie infraclinique (élévation isolée de la TSH) puis clinique (TSH très élevée T4L abaissée) qui associe prise de poids, intolérance au froid, constipation, chute de cheveux, diminution de l'activité physique, voire bradypsychie.

Le délai qui définit la toxicité tardive est fixé à 3 mois par le National Cancer Institute (NCI) et à 6 mois selon l'EORTC (European Organization for Research on Treatment of Cancer) et le RTOG (Radiation Therapy Oncology Group) [18, 19]. Elle regroupe l'ensemble des manifestations (symptôme, syndrome ou maladie) qui affectent les tissus sains au delà de ce délai. D'apparition souvent insidieuse, ces événements indésirables « tardifs » s'installent après des délais très variables allant de quelques semaines à plusieurs années. Leur fréquence est mal connue, et la notion de « dose limitante » utilisée en pratique quotidienne repose toujours sur des données d'études rétrospectives assez pauvres [20]. Or, la connaissance de cette toxicité tardive permet de préciser l'index thérapeutique exact des traitements entrepris et éventuellement de les comparer, à efficacité carcinologique identique.

Les échelles de toxicité se sont donc développées à partir des années 1950 avec le souci de rendre compte d'événements indésirables dont l'incidence a augmenté pour deux raisons : la combinaison des traitements dont les toxicités se cumulent (radiothérapie, chimiothérapie et chirurgie) et l'amélioration des résultats carcinologiques à moyen et long terme.

Le rapport de cette toxicité suppose de disposer d'un outil d'évaluation dont les objectifs ont été exprimés par le RTOG et l'EORTC lors d'une publication commune [21] :

- Développer un système de cotation universel pour rapporter les événements tardifs apparus dans les suites de traitements anticancéreux qu'il s'agisse de radiothérapie, de chirurgie et/ou de chimiothérapie. Cette échelle doit être simple, reproductible, largement applicable, précise et définie, basée sur une gradation d'ordre de sévérité des effets indésirables.
- Développer des protocoles validés de mesure de dose limitante de tissus et d'organes sains dans le cadre d'études prospectives.
- Développer des méthodes de mesure actuarielle d'événements indésirables chez des longs survivants de maladie cancéreuse traitée.
- Assurer la publication routinière de l'index thérapeutique par le biais de cette échelle parallèlement aux résultats carcinologiques.

Une échelle spécifique de toxicité tardive de la radiothérapie a été élaborée par collaboration internationale et publiée en 1995 [22, 23]. Deux acronymes la dénomment :

- LENT : Late Effects Normal Tissues pour Effets tardifs sur les tissus sains.
- SOMA : Subjective, Objective, Management, and Analytic.

Le système d'évaluation SOMA comprend 4 domaines :

- S : Evaluation subjective : Les dégâts, s'ils existent, sont enregistrés selon le point de vue subjectif du patient. Ils sont obtenus à la suite d'un interrogatoire ou d'après un questionnaire rempli par le patient.
- O : Evaluation objective : la morbidité est évaluée aussi objectivement que possible par le clinicien, au cours d'un examen, sous forme des « signes objectifs » qu'il constate.
- M : Management : indique les « traitements » qui ont été entrepris afin de supprimer ou de tenter de supprimer les symptômes.
- A : Evaluation Analytique : cette étape inclut les « examens complémentaires » par lesquels la fonction tissulaire peut être évaluée/mesurée plus objectivement et avec un impact biologique plus précis qu'un examen clinique.

L'échelle SOMA LENT regroupe 38 catégories qui représentent la quasi totalité des organes, tissus ou sites concernés par l'irradiation des tissus sains. Chacun des signes subjectifs, objectifs, traitements ou examens complémentaires qui se rapportent à l'une de ces catégories est réparti dans l'un des 4 domaines SOMA décrits plus haut.

Parallèlement à cette démarche conjointe du RTOG et de l'EORTC, le National Cancer Institute (NCI) a créé à partir de 1982 une échelle de toxicité dénommée « Common Terminology Criteria for Adverse Events ». La première version, publiée en 1982, était limitée aux événements indésirables aigus de la chimiothérapie et comportait 49 items classés dans 18 catégories basées sur l'anatomie ou des mécanismes physiopathologiques. La seconde version, parue en 1998, comportait 260 items classés dans 24 catégories toujours centrées sur les événements indésirables aigus mais élargies à la radiothérapie et la pédiatrie [24, 25]. La troisième et dernière version parue en décembre 2003 regroupe 1058 items dans 28 catégories. Cette échelle exhaustive décrit en plus les événements indésirables tardifs et ceux constatés après la chirurgie [26]. Le terme « d'événement indésirable » (Adverse Event) y regroupe les termes d'effet secondaire, de toxicité aiguë ou chronique, de morbidité, de symptôme, syndrome ou maladie dont le point commun est d'être possiblement causés par le traitement. Chaque événement indésirable considéré est symptomatique ou non, constaté cliniquement, radiologiquement ou biologiquement.

Le système de graduation des 2 échelles décrites est résumé dans le tableau suivant :

Grade	Echelles de toxicité	
	NCI-CTC AE v3.0	SOMA LENT
1	Evénement indésirable bénin, asymptomatique, sans intervention médicale requise.	Symptôme mineur qui ne nécessite pas de traitement.
2	Evénement indésirable modéré, symptomatique, pour lequel un traitement local peut être indiqué mais sans retentissement sur les activités quotidiennes.	Symptôme qui ne nécessite qu'un traitement conservateur.
3	Evénement indésirable sévère, multiple ou portant atteinte à l'intégrité, la chirurgie ou l'hospitalisation peut être indiquée.	Symptôme(s) sévère(s) qui a (ont) un impact négatif significatif sur les activités quotidiennes et qui peuvent requérir un traitement plus agressif.
4	Evénement indésirable mettant en danger la vie du patient ou événement indésirable invalidant, ou résultant d'une perte d'organe, d'un membre ou d'une fonction d'un organe.	Dégâts fonctionnels irréversibles nécessitant des interventions thérapeutiques majeures.
5	Décès lié à l'événement indésirable.	-

Bien que leur but soit commun, ces échelles sont différentes et leur validité respective n'est pas confirmée. F.Denis et al. a conduit pour le GORTEC une étude comparative de la toxicité tardive des patients traités dans le cadre de l'essai ARCORO. Les trois échelles de toxicité tardive évaluées étaient l'échelle LENT SOMA, l'échelle NCI-CTC AE version 2 et l'échelle

RTOG /EORTC. Son étude met en évidence l'incohérence de ces trois échelles qui rapportent des taux d'événements tardifs très variables sur la même population de longs survivants [27].

Nous rapportons ici les résultats carcinologiques ainsi que l'étude de la toxicité tardive avec les échelles NCI-CTC AE v3.0, SOMA LENT et le module tête et cou H&N QLQ35 du questionnaire de qualité de vie de l'EORTC dans l'association concomitante d'une radiothérapie normo-fractionnée à pleine dose aux photons gamma du Cobalt 60 et d'une chimiothérapie associant carboplatine et 5-fluorouracile pour les tumeurs localement avancées non résécables de l'oropharynx et de la cavité buccale.

2. Matériel et méthodes

2.1. Eligibilité

Cette étude rétrospective concerne les patients traités par radiothérapie avec chimiothérapie concomitante à compter du 6 décembre 1994, date d'initiation du protocole ARCORO jusqu'au 12 novembre 2002, date d'arrêt du Thératron 780 (photons du Cobalt 60) et de son remplacement par un accélérateur linéaire au CRLCC Nantes Atlantique.

La liste des patients inclus dans cette étude a été établie par la sélection informatique de dossiers selon les deux critères suivants :

- La réalisation d'une radiothérapie aux photons gamma du Cobalt.
- L'administration concomitante d'au moins une cure de chimiothérapie associant carboplatine et 5-fluorouracile aux doses requises selon le protocole « ARCORO ».

Cent quarante cinq dossiers cliniques et techniques ont été revus.

2.1.1 Critères d'inclusion

Etaient éligibles les patients jamais traités pour un cancer des VADS, porteurs d'un carcinome épidermoïde histologiquement prouvé de la cavité buccale ou de l'oropharynx, non résécable en raison de la topographie tumorale, ayant reçu au moins une séance de radiothérapie aux photons du Cobalt et au moins une cure de chimiothérapie concomitante associant carboplatine et 5-fluorouracile.

2.1.2 Critères d'exclusion

Ont été exclus les patients ayant eu un traitement antérieur pour un carcinome des VADS, les patients porteurs d'un cancer du cavum, du massif facial, du larynx, de l'hypopharynx, les patients porteurs d'une tumeur dont l'histologie est différente d'un carcinome épidermoïde.

2.2 Traitement

2.2.1 Radiothérapie

Tous les patients ont eu une remise en état bucco-dentaire avant le traitement (extraction de dents non saines incluses dans le volume irradié et confection de gouttières fluorées). La radiothérapie a été délivrée aux photons du Cobalt par un appareil Thératron 780. Le lit tumoral et les aires ganglionnaires cervicales supérieures ont été traités par deux faisceaux latéraux opposés avec une Distance Source Axe de 80 cm. Les ganglions cervicaux moyens et inférieurs ont été irradiés par un faisceau antérieur direct avec une protection laryngée et médullaire médiane d'emblée avec une Distance Source Peau de 80 cm. Les champs latéraux et le champ antérieur étaient jointifs à la peau. Tous les faisceaux ont été traités à chaque séance. La dose totale délivrée à la tumeur et aux ganglions envahis était de 70 Gy et de 50 Gy aux autres aires ganglionnaires à raison de 2 Gy par séance, une séance par jour et 5 séances par semaine sans interruption programmée. La dose a été prescrite à mi-épaisseur pour les faisceaux latéraux et à 3 cm de profondeur pour le faisceau antérieur selon les recommandations de l'ICRU [28]. La dose délivrée à la moelle cervicale a été inférieure à 45 Gy. Une dosimétrie 3D à partir de coupes scanner a été faite pour évaluer les doses tumorales maximales et minimales.

2.2.2 Chimiothérapie

Conformément au protocole ARCORO, il était prévu l'administration de 3 cycles de chimiothérapie pendant les première, quatrième et septième semaines d'irradiation. Il s'agissait d'une association de carboplatine et de 5-fluorouracile. Le 5-fluorouracile était administré à la dose de 600 mg/m^2/jour en perfusion continue de 96 heures. Le carboplatine était administré à la dose de 70 mg/m^2/jour en perfusion de 30 minutes pendant 4 jours [12].

Chaque cure était administrée en l'absence de pathologie infectieuse évolutive avec un taux de polynucléaires neutrophiles supérieur à 1200 par mm^3 et de plaquettes supérieur à 100 000 par mm^3, une créatininémie inférieure à 120 µmol/l, une bilirubinémie et des transaminases normales. La cure était repoussée d'une semaine si ces conditions n'étaient pas remplies. La cure était toujours administrée à pleine dose dès que les conditions le permettaient.

2.2.3 Méthodologie

Cent quarante cinq dossiers cliniques ont été revus. Les données collectées étaient l'état général (performans status), le taux d'hémoglobine, de créatininémie, de bilirubine totale, des transaminases avant la première cure de chimiothérapie, la présence d'un cliché thoracique et d'une échographie abdominale dans les limites de la normale, la présence d'un scanner cervico-facial, la présence d'un schéma de la tumeur, l'aspect macroscopique de la tumeur, le degré de différenciation du carcinome épidermoïde, le stade TNM, le nombre de cures de chimiothérapie reçues, la mise en place d'une alimentation entérale par sonde (naso-gastrique ou de gastrostomie), la date des dernières nouvelles, l'état local (rémission complète, récidive locale, poursuite évolutive), l'état métastatique, la date et la cause de décès. Le statut «vivant» a été vérifié auprès de l'état civil lorsque la date des dernières nouvelles était antérieure au 1er juin 2005.

Cent quarante cinq dossiers techniques ont été revus. Les données collectées étaient la dose totale reçue au point ICRU, les doses maximales et minimales délivrées dans le volume-cible anatomoclinique tumoral et ganglionnaire et la dose par séance au point ICRU.

2.3 Etude de la toxicité tardive

Les patients survivants ont été systématiquement revus en consultation au CRLCC Nantes Atlantique ou à leur domicile lorsqu'ils refusaient ou ne pouvaient pas se déplacer.

2.3.1 Grille de toxicité

Notre grille de toxicité tardive comportait 114 items dont 22 sont issus de l'échelle NCI-CTC AE v3.0 [26], 50 sont issus de l'échelle de toxicité tardive SOMA-LENT [22, 23] et 35 du module « tête et cou » H&N35 du questionnaire de qualité de vie EORTC QLQ-30, complété directement par le patient [29]. Les données suivantes étaient également colligées : la situation professionnelle et familiale, le poids, la taille, l'intoxication alcoolo-tabagique, les comorbidités et le traitement médical éventuel en cours.

2.3.1.1   Echelle NCI-CTC AE version 3.0

Les items ont été choisis selon les symptômes décrits comme faisant partie de la toxicité tardive habituelle des patients irradiés sur la région cervico-faciale.

Événement indésirable	Signes généraux				
	Grade				
	1	2	3	4	5
Fatigue	Minime	Retentissement modéré ou gênant certaines des activités de la vie quotidienne	Retentissement majeur sur la vie quotidienne	Invalidante	
Perte de poids	5% à 10% du poids de base	10% à 20% du poids de base	Plus de 20%		

Événement indésirable	Peau				
	Grade				
	1	2	3	4	5
Atrophie cutanée	Détectable	Marquée			
Fibrose sous-cutanée	Induration perceptible à la palpation	Retentissement sur la mobilité n'interférant pas avec les activités de la vie quotidienne	Induration retentissant sur les activités de la vie quotidienne ; induration très marquée, rétraction ou fixation		
Télangiectasies	Minimes	Modérées	Nombreuses et confluentes		
Œdème de la tête et du cou	Localisé sans retentissement fonctionnel	Localisé à la face ou au cou sans retentissement fonctionnel	Localisé sur toute la face et/ou le cou avec retentissement fonctionnel majeur (incapacité à tourner la tête ou ouvrir la bouche)	Œdème invalidant ; progression maligne	Décès

Événement indésirable	Muqueuse oropharyngée				
	Grade				
	1	2	3	4	5
Dysphagie	Symptomatique, alimentation normale	Symptomatique avec nécessité de changer l'alimentation ou de prendre des compléments alimentaires	Indication d'alimentation entérale ou parentérale	Conséquences engageant le pronostic vital : perforation, obstruction	
Dysgueusie	Modification du goût sans modification du régime alimentaire	Modification du goût avec nécessité de changer le régime alimentaire (suppléments alimentaires par ex.) ; goût désagréable ; perte complète du goût			
Douleur	Douleur minime sans retentissement fonctionnel	Douleur modérée ; douleur avec retentissement fonctionnel contrôlé par la prise d'antalgiques mais sans retentissement sur les activités quotidiennes	Douleur sévère ; douleur avec retentissement sur la vie quotidienne	Douleur invalidante	

	Glandes salivaires				
		Grade			
Evénement indésirable	1	2	3	4	5
Xérostomie	Symptomatique (bouche sèche ou salive épaisse) sans modification alimentaire notable	Symptomatique et changement notable de l'alimentation (eau en grande quantité, autres lubrifiants, régime limité aux purées et/ou alimentation mixée)	Symptôme conduisant à l'impossibilité de s'alimenter par voie orale ; hydratation intraveineuse ; alimentation par sonde ou par voie parentérale > 24 heures		

Remarque : l'item « xérostomie » inclut à la fois les signes subjectifs et objectifs. Le rapport de ce symptôme suppose une participation active du patient à l'étude.

	Dents				
		Grade			
Evénement indésirable	1	2	3	4	5
Prothèse dentaire	Gêne minime sans retentissement fonctionnel	Gêne modérée empêchant une fonction (ex : manger) mais pas les autres (ex : parler)	Impossibilité permanente d'utiliser la prothèse		
Parodontopathie	Gingivite ou recul gingival min. ; saignement localisé au contact de l'abaisse langue; perte osseuse minime	Recul gingival modéré ou gingivite ; saignement à plusieurs endroits au contact de l'abaisse langue; perte osseuse modérée	Saignement spontané ; perte osseuse marquée avec ou sans perte de dent ; ostéonécrose de la mandibule		
Dents	Caries dentaires ; soins possibles sans extraction	Extraction d'une partie de l'ensemble des dents ; fracture dentaire ; dent mobile	Extraction de toutes les dents		

	Mandibule				
		Grade			
Evénement indésirable	1	2	3	4	5
Ostéonécrose	Asymptomatique, visible uniquement à la radiographie	Symptomatique avec retentissement fonctionnel mais sans retentissement sur les activités de la vie quotidienne; indication de Séquestrectomie	Symptomatique avec retentissement sur les activités de la vie quotidienne ; indication chirurgicale ou oxygénothérapie hyperbare		
Trismus	Diminution de l'ouverture buccale sans retentissement fonctionnel sur l'alimentation	Trismus avec retentissement fonctionnel : petites bouchées, alimentation mixée	Incapacité à s'alimenter ou à s'hydrater normalement		

Larynx					
Evénement indésirable	Grade				
	1	2	3	4	5
Parole		Trouble de la voix sans retentissent sur la communication	Trouble de la parole responsable d'un problème de compréhension	Impossibilité de s'exprimer	
Changement de la voix	Changement mineur et occasionnel de la voix sans problème de compréhension	Changement modéré ou permanent de la voix, pouvant nécessiter de répéter mais communication au téléphone compréhensible	Changement sévère de la voix nécessitant une répétition fréquente et/ou une conversation face à face ; besoins d'une aide à la voix (ex : électrolarynx) pour moins de la moitié des conversation	Handicap ; voix non compréhensible, ou aphone ; besoin permanent d'une aide à la parole (ex : électrolarynx ou écriture) pour plus de la moitié des conversations	Décès
Œdème du larynx	Asymptomatique, visible à l'examen clinique uniquement	Symptomatique, sans dyspnée	Stridor, dyspnée limitant les activités de la vie quotidienne	Pronostic vital engagé, indication de trachéotomie ou intubation ou laryngectomie	Décès

Audition					
Evénement indésirable	Grade				
	1	2	3	4	5
Audition		Hypoacousie sans nécessité d'aide (prothèse) sans conséquence fonctionnelle sur les activités de la vie quotidienne	Hypoacousie nécessitant une aide (prothèse) ou gênante sur les activités de la vie quotidienne	Hypoacousie profonde	
Otite séreuse	Otite séreuse	Otite séreuse nécessitant un traitement médical	Otite séreuse nécessitant la mise en place d'un drain trans-tympanique ou mastoïdite	Nécrose	Décès
Acouphènes		Acouphènes sans conséquence fonctionnelle sur les activités de la vie quotidienne	Acouphènes retentissant sur les activités de la vie quotidienne		

Neurologie					
Evénement indésirable	Grade				
	1	2	3	4	5
Myélite	Asymptomatique, signes bénins (signe de Babinski, signe de Lhermitte)	Déficit sensitif ou moteur n'interférant pas avec les activités de la vie quotidienne	Déficit sensitif ou moteur interférant avec les activités de la vie quotidienne	Handicap	Décès

2.3.1.2   Echelle SOMA LENT

Le domaine « Management » ne figure pas dans la grille d'évaluation. En dehors des photographies, aucun des examens complémentaires proposés n'a été réalisé. Les définitions concernant la fréquence des symptômes sont nécessaires à l'utilisation de l'échelle :

- occasionnels : une fois par mois environ
- intermittents : une fois par semaine environ
- tenaces : quotidiens
- rebelles : constants, résistants au traitement

		Peau et tissu sous-cutané			
		Grade 1	Grade 2	Grade 3	Grade 4
Signes subjectifs	Peau squameuse ou rugueuse	Asymptomatique	Symptomatique	Nécessité de soins constants	
	Troubles sensitifs	Hypersensibilité, prurit	Douleur intermittente	Douleur tenace	Trouble invalidant
Signes objectifs	Œdème	Présent, asymptomatique	Gêne fonctionnelle minime	Gêne fonctionnelle modérée	Gêne fonctionnelle majeure
	Alopécie	Cheveux clairsemés	Alopécie définitive, en plaques	Alopécie définitive, complète	
	Hyper/hypo pigmentation	Transitoire, légère	Permanente, marquée		
	Ulcère / nécrose	Limité à l'épiderme	Atteignant le derme	Atteignant les plans sous-cutanés	Dénudation osseuse
	Télangiectasies	Minimes	Modérées	Sévères	
	Fibrose / cicatrice	Asymptomatique	Gêne fonctionnelle minime	Gêne fonctionnelle modérée	Gêne fonctionnelle majeure
	Atrophie / Rétraction	Asymptomatique	Gêne fonctionnelle minime	Gêne fonctionnelle modérée	Gêne fonctionnelle majeure
Traitement	Sécheresse cutanée			Traitement médical	
	Troubles sensitifs		Traitement médical intermittent	Traitement médical permanent	
	Ulcère			Traitement médical	Chirurgie
	Œdème			Traitement médical	Chirurgie
	Fibrose / cicatrice			Traitement médical	Chirurgie

Des photographies de chaque patient ont été systématiquement réalisées.

		Muqueuse oro-pharyngée			
		Grade 1	Grade 2	Grade 3	Grade 4
Signes subjectifs	Douleur	Occasionnelle, minime	Intermittente, tolérable	Tenace, intense	Rebelle, insupportable
	Dysphagie	Difficultés à déglutir les aliments solides	Difficultés à déglutir les aliments mixés	Alimentation liquide	Aphagie
	Altération du goût	Occasionnelle, légère	Intermittente	Tenace	
Signes objectifs	Aspect de la muqueuse	Atrophie en plaques ou télangiectasie	Atrophie ou télangiectasies diffuses, ulcère superficiel	Ulcère profond sans mise à nu de l'os ou du cartilage	Ulcère profond avec mise à nu de l'os ou du cartilage
	Perte de poids	≤5%	Entre 6 et 10%	Entre 11 et 15%	>15%
Traitement	Douleur	Prise occasionnelle d'antalgiques non morphiniques	Prise régulière d'antalgiques non morphiniques	Prise régulière d'antalgiques morphiniques	Chirurgie
	Ulcère		Détersion	Antibiotiques ou myorelaxants	Chirurgie
	Dysphagie	Lubrifiants et modification du régime alimentaire	Antalgiques non morphiniques	Antalgiques morphiniques	Sonde nasogastrique ou chirurgie
	Modification du goût	Modifications minimes du régime alimentaire (suppression des acides)	Modifications minimes du régime alimentaire (alimentation ½ mixée)	Modifications importantes du régime alimentaire (alimentation mixée)	Modifications majeures du régime alimentaire (alimentation liquide)

		Glandes salivaires			
		Grade 1	Grade 2	Grade 3	Grade 4
Signes subjectifs	Sécheresse buccale	Occasionnelle	Partielle mais persistante	Majeure	Complète, invalidante
Signes objectifs	Salive	Humidification normale	Salive peu abondante	Absence d'humidification, salive collante et visqueuse	Absence d'humidification, enduit muqueux
Traitement	Xérostomie		Usage occasionnel de salive artificielle, de sialogogues, ou de confiserie ou de chewing-gum sans sucre	Usage fréquent de salive artificielle, de sialogogues, ou de confiserie ou de chewing-gum sans sucre	Usage permanent de salive artificielle, de sialogogues, ou de confiserie ou de chewing-gum sans sucre

		Dents			
		Grade 1	Grade 2	Grade 3	Grade 4
Signes subjectifs	Douleur	Occasionnelle, minime	Intermittente, tolérable	Tenace, intense	Rebelle, insupportable
Signes objectifs	Pourcentage de dents altérées ou manquantes	<25%	26 à 50%	>50%	Fracture
Traitement	Douleur	Prise occasionnelle d'antalgiques non morphiniques	Prise régulière d'antalgiques non morphiniques	Prise régulière d'antalgiques morphiniques	Chirurgie
	Caries	Gouttières fluorées	Soins conservateurs	Extractions limitées	Extraction complète

		Mandibule			
		Grade 1	Grade 2	Grade 3	Grade 4
Signes subjectifs	Douleur	Occasionnelle, minime	Intermittente, tolérable	Tenace, intense	Rebelle, insupportable
	Mastication		Difficultés avec les aliments solides	Difficultés avec les aliments mixés	
	Port d'un appareil dentaire		Instabilité de l'appareil dentaire	Impossibilité de porter un appareil dentaire	Apport nutritif oral insuffisant
	Trismus	Minime, non mesurable	Difficulté minime d'alimentation	Difficulté majeure d'alimentation	
Signes objectifs	Dénudation osseuse		≤2cm	>2cm ou séquestre limité	Fracture
	Trismus		Ecart interdentaire de 1 à 2 cm	Ecart interdentaire de 0,5 à 1cm	Ecart interdentaire <0,5 cm
Traitement	Douleur	Prise occasionnelle d'antalgiques non morphiniques	Prise régulière d'antalgiques non morphiniques	Prise régulière d'antalgiques morphiniques	Chirurgie
	Dénudation osseuse		Antibiotiques	Débridement, oxygène hyperbare	Résection
	Trismus et mastication		Alimentation mixée	Alimentation liquide, antibiotiques, myorelaxants	Sonde nasogastrique, gastroentérostomie

	Larynx				
		Grade 1	Grade 2	Grade 3	Grade 4
Signes subjectifs	Douleur	Occasionnelle, minime	Intermittente, tolérable	Tenace, intense	Rebelle, insupportable
	Voix/raucité	Raucité occasionnelle lors de conversation prolongée	Raucité intermittente, variable d'un jour à l'autre	Raucité persistante empêchant une communication normale	
	Respiration	Difficultés occasionnelles	Difficultés intermittentes	Respiration pénible	Stridor
Signes objectifs	Œdème	Limité aux aryténoïdes	Etendu aux aryténoïdes et aux replis aryépiglottiques	Œdème diffus à l'étage sus-glottique, filière laryngée suffisante	Œdème diffus à l'étage sus-glottique, réduction de la filière laryngée > 50%
	Muqueuse	Atrophie en plaques, télangiectasies	Atrophie complète, télangiectasies étendues	Ulcère sans dénudation du cartilage	Nécrose, dénudation du cartilage
	Respiration		Dyspnée d'effort	Dyspnée de repos	Stridor de repos
Traitement	Douleur	Prise occasionnelle d'antalgiques non morphiniques	Prise régulière d'antalgiques non morphiniques	Prise régulière d'antalgiques morphiniques	Chirurgie
	Dysphonie		Voix basse, chuchotement	Ne parle pas, chuchotement	Laryngectomie
	Respiration		Humidification, corticoïdes	Trachéotomie temporaire	Trachéotomie permanente

	Oreille				
		Grade 1	Grade 2	Grade 3	Grade 4
Signes subjectifs	Douleur	Occasionnelle, minime	Intermittente, tolérable	Tenace, intense	Rebelle, insupportable
	Acouphènes	Occasionnels	Intermittents	Tenaces	Rebelles
	Audition	Hypoacousie mineure sans inconvénient pour les activités quotidiennes	Difficultés fréquentes lors de la conversation à voix basse	Difficultés fréquentes lors de la conversation à voix haute	Surdité totale
Signes objectifs	Peau	Desquamation sèche	Otite externe	Ulcération superficielle	Ulcération profonde, nécrose, ostéochondrite
	Audition	Perte < 10 db dans une ou plusieurs fréquences	Perte de 10 à 15 db dans une ou plusieurs fréquences	Perte de 15 à 20 db dans une ou plusieurs fréquences	Perte > 20 db dans une ou plusieurs fréquences
Traitement	Douleur	Prise occasionnelle d'antalgiques non morphiniques	Prise régulière d'antalgiques non morphiniques	Prise régulière d'antalgiques morphiniques	Chirurgie
	Peau	Topiques gras occasionnels	Prise régulière de gouttes auriculaires, antibiotiques	Drains auriculaires	Chirurgie
	Perte d'audition			Assistance auditive	

		Moelle épinière			
		Grade 1	Grade 2	Grade 3	Grade 4
Signes subjectifs	**Paresthésies** (picotements, douleurs fulgurantes, syndrome de Lhermitte)	Occasionnelles, minimes	Intermittentes, tolérables	Tenaces, intenses	Rebelles, intolérables
	Diminution de la sensibilité	Modifications minimes	Déficit sensitif léger, gêne dans le travail	Déficit partiel, unilatéral, assistance nécessaire pour les soins personnels	Perte totale de la sensibilité, danger d'autoblessure
	Diminution de la motricité	Modifications minimes de la force motrice	Déficit moteur léger, gêne dans le travail	Déficit moteur sévère, assistance pour les soins personnels	Paralysie
	Contrôle sphinctérien	Incontinence occasionnelle	Incontinence intermittente	Incontinence très fréquente	Incontinence totale et permanente
Signes objectifs	**Evaluation neurologique**	Diminution minime de la sensibilité ou déficit moteur unilatéral, sans conséquence fonctionnelle	Diminution franche de la sensibilité ou déficit moteur unilatéral, sans conséquence fonctionnelle	Syndrome de Brown-Sequard complet, incontinence sphinctérienne	Section complète, assistance continue
Traitement	**Douleurs**	Prise occasionnelle d'antalgiques non morphiniques	Prise régulière d'antalgiques non morphiniques, prise intermittente de corticoïdes à faibles doses	Prise intermittente de corticoïdes à fortes doses	Corticothérapie à fortes doses
	Fonction neurologique	Nécessité d'adaptations mineures pour continuer à travailler	Kinésithérapie régulière	Kinésithérapie intensive et surveillance régulière	Nursing intensif et/ou soutien des fonctions vitales
	Incontinence	Utilisation occasionnelle de garnitures hygiéniques	Utilisation intermittente de garnitures hygiéniques	Utilisation régulière de garnitures hygiéniques ou autosondage	Utilisation permanente de garnitures hygiéniques ou sonde urinaire à demeure

2.3.1.3   Module tête et cou du questionnaire de qualité de vie EORTC QLQ-30 [29].

Il comporte 35 items qui ont trait à des problèmes décrits par des patients traités pour une tumeur de la tête et du cou. 7 thèmes sont étudiés : la douleur, la déglutition, les sens, la parole, les repas en société, le contact social, et la sexualité. Il comprend également 11 items relatifs aux problèmes de dents, de bouche sèche, de salive pâteuse, de toux, d'ouverture de la bouche, de perte ou de prise de poids, de sensation de « mal-être », de prise de suppléments nutritionnels. Le questionnaire est directement rempli par le patient qui doit entourer le chiffre qui correspond le mieux à ce qu'il ressent : 1 pour « pas du tout », 2 pour « un peu », 3 pour « assez », 4 pour « beaucoup ».

Les patients rapportent parfois les symptômes ou les problèmes suivants. Pourriez-vous indiquer, s'il vous plaît, si, durant la semaine passée, vous avez été affecté(e) par l'un de ces symptômes ou problèmes. Entourez, s'il vous plaît, le chiffre qui correspond le mieux à votre situation.

	Pas du Tout	Un peu	Assez	Beaucoup

Au cours de la semaine passée :

1 : Avez-vous eu mal dans la bouche ?	1	2	3	4
2 : Avez vous eu mal dans la mâchoire ?	1	2	3	4
3 : Avez-vous eu des douleurs dans la bouche ?	1	2	3	4
4 : Avez-vous eu mal à la gorge ?	1	2	3	4
5 : Avez-vous eu des difficultés à avaler des liquides ?	1	2	3	4
6 : Avez-vous eu des problèmes en avalant des aliments écrasés ?	1	2	3	4
7 : Avez-vous eu des problèmes en avalant des aliments solides ?	1	2	3	4
8 : Vous êtes-vous étranglé en avalant ?	1	2	3	4
9 : Avez-vous eu des problèmes de dents ?	1	2	3	4
10 : Avez-vous eu des problèmes à ouvrir largement la bouche ?	1	2	3	4
11 : Avez-vous eu la bouche sèche ?	1	2	3	4
12 : Avez-vous eu une salive collante ?	1	2	3	4
13 : Avez-vous eu des problèmes d'odorat ?	1	2	3	4
14 : Avez-vous eu des problèmes de goût ?	1	2	3	4
15 : Avez-vous toussé ?	1	2	3	4
16 : Avez-vous été enroué ?	1	2	3	4
17 : Vous êtes-vous senti(e) mal ?	1	2	3	4
18 : Votre apparence vous a-t-elle préoccupé(e) ?	1	2	3	4
19 : Avez-vous eu des difficultés à manger ?	1	2	3	4

Au cours de la semaine passée :

20 : Avez-vous eu des difficultés à manger devant votre famille ?	1	2	3	4
21 : Avez-vous eu des difficultés à manger devant d'autres personnes ?	1	2	3	4
22 : Avez-vous eu des difficultés à prendre plaisir aux repas ?	1	2	3	4
23 : Avez-vous eu des difficultés à parler devant d'autres personnes ?	1	2	3	4
24 : Avez-vous eu des difficultés à parler au téléphone ?	1	2	3	4
25 : Avez-vous eu des difficultés à avoir un contact social avec votre famille ?	1	2	3	4
26 : Avez-vous eu des difficultés à avoir un contact social avec vos amis ?	1	2	3	4
27 : Avez-vous eu des difficultés à sortir en public ?	1	2	3	4
28 : Avez-vous eu des difficultés à avoir un contact physique avec votre famille ou vos amis ?	1	2	3	4
29 : Avez-vous éprouvé moins d'intérêt aux relations sexuelles ?	1	2	3	4
30 : Avez-vous éprouvé moins de plaisir sexuel ?	1	2	3	4

Au cours de la semaine passée :

	oui	non
31 : Avez-vous pris des antidouleurs ?	1	2
32 : Avez-vous pris des suppléments nutritionnels (sauf vitamines) ?	1	2
33 : Avez-vous utilisé une sonde d'alimentation ?	1	2
34 : Avez-vous perdu du poids ?	1	2
35 : Avez-vous pris du poids ?	1	2

2.4 Etude statistique

Les variables qualitatives en classes ont été analysées grâce au test du Chi² de Pearson (ou au test exact de Fisher si nécessaire). Les courbes de survie ont été calculées par la méthode de Kaplan Meier et comparées par le test du logrank. L'analyse multivariée a été faite avec le modèle de Cox. Toutes les analyses ont été testées en bilatéral (two-sided) et la significativité statistique a été fixée à 5%.

3. Résultats

3.1 Population

3.1.1 Eligibilité

Sur les 145 dossiers revus, 44 ont été exclus pour les raisons suivantes :

- Vingt-sept patients avaient reçu un traitement antérieur à la chimioradiothérapie concomitante (exérèse ganglionnaire : 10 ; chimiothérapie néo-adjuvante : 8 ; récidive d'un carcinome des VADS antérieurement traité : 7 ; chimioradiothérapie concomitante pour un carcinome oesophagien : 2).
- Dix patients présentaient une localisation tumorale en dehors de l'oropharynx ou de la cavité buccale (massif facial : 5 ; cuir chevelu : 1 ; conduit auditif externe : 1 ; cavum : 1 ; parotide : 2).
- Un patient présentait un adénocarcinome.
- Un patient avait été traité aux photons de 6 MV.
- Cinq patients sont décédés avant d'avoir débuté la radiothérapie.

Cent un patients restaient éligibles.

3.1.2 Suivi

Un patient a été perdu de vue depuis le 29 janvier 2002. Son extrait de naissance daté du 23 mai 2005 ne mentionne pas son décès. Le suivi médian de l'ensemble des patients est de 20 mois [21 jours - 113 mois]. Le suivi médian des patients vivants est de 61 mois [31-113 mois] soit 5 ans [2,6 - 9,4 ans].

3.1.3 Age des patients et sex ratio

L'âge médian au diagnostic était de 55,2 ans [37 à 80 ans]. Quatre-vingt-onze sur 101 (90%) des patients sont des hommes.

3.1.4 Histologie

Tous les patients présentaient un carcinome épidermoïde histologiquement prouvé dont 28/101 (27,7%) bien différencié, 22/101 (21,7%) moyennement différencié, 17/101 (16,8%) peu ou pas différencié et 34/101 (33,6%) de différenciation non précisée.

3.1.5 Aspect macroscopique de la tumeur

Vingt-six sur 101 (25,7%) des patients présentaient une tumeur ulcéro-bourgeonnante, 75/101 (74,2%) une tumeur ulcéro-infiltrante.

3.1.6 Etat général des patients

Vingt-neuf sur 101 (28,7%) des patients présentaient un performans status (PS) à 0, 57/101 (56,4%) des patients présentaient un PS à 1, 12/101 (11,9%) des patients présentaient un PS à 2 et 3/101 (3%) des patients présentaient un PS à 3.

3.1.7 Localisation tumorale

Cinq sur 101 (4,9%) des patients présentaient une tumeur de la cavité buccale (plancher buccal : 3, sillon pelvi-lingual : 1, face interne de joue : 1). Quatre-vingt-onze sur 101 (90,1%) des patients présentaient une tumeur de l'oropharynx (région amygdalienne : 35; base de langue : 26; sillon glosso-amygdalien : 7; commissure intermaxillaire : 6; voile du palais : 5; sillon glosso-épiglottique : 4; paroi postérieure de l'oropharynx : 2). Cinq sur 101 (4.9%) des patients présentaient une tumeur oropharyngée étendue à l'hypopharynx.

3.1.8 Données biologiques

Le taux d'hémoglobine médian au diagnostic de l'ensemble des patients était de 13,5 g/dl [8,1 à 16,2 g/dl]. Quatre sur 101 (4%) des patients présentaient une anémie de grade 2 (Hémoglobine <10 et >8 g/dl), 61/101 (60,4%) des patients présentaient une anémie de grade 1 (c'est à dire inférieur au taux d'hémoglobine normal de 12 g/dl pour les femmes et 14 g/dl pour les hommes et supérieur à 10 g/dl pour les deux sexes), 36/101 (35,6%) un taux d'hémoglobine normal (<16 – 12 g/dl pour les femmes et <18 – 14 g/dl pour les hommes).

3.1.9 Classification TNM des tumeurs

Tous les patients ont eu un bilan d'extension para-clinique comportant un scanner cervico-facial, un cliché thoracique. Une échographie hépatique a été réalisée pour 28,7% (29/101) d'entre eux. Leur répartition dans la classification TNM est précisée dans le tableau ci-dessous.

Tableau : Classification TNM des tumeurs

	N0	N1	N2a	N2b	N2c	N3	Total	%
Tx	-	-	-	-	-	2	2	2
T1	-	-	-	-	-	1	1	1
T2	4	1	-	-	2	2	9	8,9
T3	15	15	6	4	8	8	56	55,4
T4	11	5	5	3	4	5	33	32,7
Total	30	21	11	7	14	18	101	100
%	29,7	20,8	10,9	6,9	13,9	17,8	100	

Quatre sur 101 (4%) des patients présentaient une tumeur stade II. Vingt-neuf sur 101 (28,7%) des patients présentaient une tumeur stade III et 68/101 (67,3%) des patients présentaient une tumeur stade IV dont 50/101 (49,5%) un stade IVA et 18/101 (17,8%) un stade IVB. Toutes ces tumeurs étaient considérées comme non résécables en raison de leur topographie tumorale au cours de réunions de concertation pluridisciplinaire avec les chirurgiens du service ORL du CHU de Nantes.

3.2 Traitement reçu

3.2.1 Radiothérapie

Quatre-vingt-quatorze sur 101 (93%) des patients ont reçu la dose prescrite de 70 Gy. Sept sur 101 (6,9%) des patients ont reçu une dose inférieure à la dose prescrite (respectivement 6, 30, 34, 40, 58, 64, 66 Gy). La dose totale moyenne délivrée aux 101 patients a été de 68,28 Gy [6 – 74]. La dose totale médiane était de 70 Gy. La dose dans le volume-cible anatomoclinique était de 75 Gy [71 – 80]. La dose minimale dans ces volumes était de 66 Gy [55 – 71]. L'irradiation a été délivrée sur une durée moyenne de

52 jours [3 - 73]. Parmi les patients qui ont reçu la dose prescrite 25/94 (26,6%) d'entre eux ont eu leur traitement délivré en 50 jours ou moins. 37/94 (39,4%) ont eu une interruption de plus de 3 jours du traitement. En cas d'interruption provisoire pour toxicité, la durée moyenne d'interruption a été de 5 jours.

3.2.1 Chimiothérapie

Soixante et un sur 101 (60,4%) des patients ont reçu les 3 cures de chimiothérapie prévues. Trente-six sur 101 (35,6%) des patients n'ont reçu que 2 cures et 4/101 (4%) n'ont reçu qu'une seule cure de chimiothérapie.

3.2.2 Réalimentation

Quarante-sept sur 101 (46,5%) des patients ont reçu une alimentation entérale par sonde naso-gastrique ou de gastrostomie. Cinquante-quatre sur 101 (53,5%) des patients ont poursuivi une alimentation exclusivement orale avec substituts alimentaires.

3.3 Survie

3.3.1 Causes de décès

Après un suivi médian de 5 ans, 75/101 (74,2%) des patients sont décédés. Parmi les patients décédés, 39/75 (52%) sont décédés de l'évolution de leur maladie dont 22/75 (29,3%) de poursuite évolutive locorégionale et 17/75 (22,7%) de métastases, 8/75 (10,7%) d'une autre localisation cancéreuse (cancers broncho-pulmonaires : 6, mélanome : 1, adénocarcinome pancréatique : 1). Treize sur 75 (17,3%) de causes intercurrentes (pneumopathies infectieuses: 11, infarctus du myocarde : 1, suicide : 1). Deux sur 75 (2,7%) des patients sont décédés d'un second cancer des VADS et 13/75 (17,3%) des patients sont décédés de cause inconnue.

3.3.2 Survie globale

La médiane de survie est de 22 mois. Après un suivi médian de 5 ans, la survie globale des patients est de 66% [55 - 74] à 12 mois, de 44% [34 - 53] à 2 ans, de 39% [29 - 48] à 3 ans, de 25% [17 – 35] à 5 ans.

Figure 1 : Survie globale

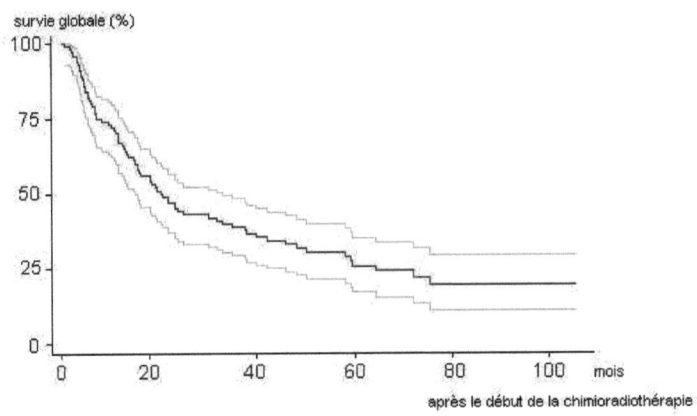

3.3.3 Survie sans maladie

Après un suivi médian de 5 ans, la survie sans maladie est de 70% [59 - 78] à un an, de 60% [48 - 69] à 2 ans, de 50% [39 - 61] à 3 ans et de 40% [27 - 51] à 5 ans.

Figure 2 : Survie sans maladie

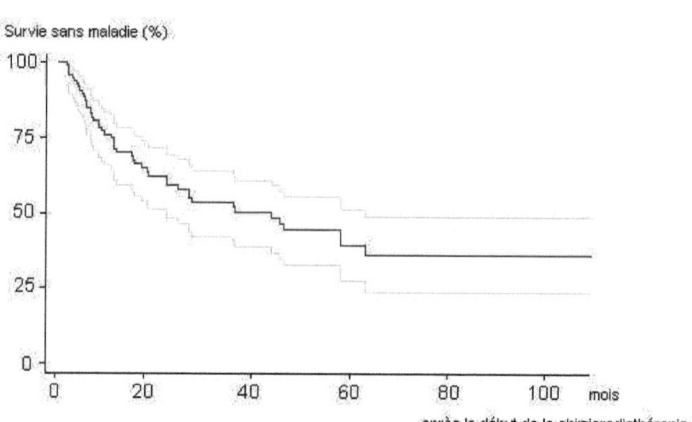

Sur les 47 patients qui ont présenté une récidive tumorale, 44 sont décédés (de poursuite évolutive ou de récidive locorégionale : 22, d'évolution métastatique : 17).

Parmi les 47 patients qui ont récidivé de leur maladie, 27 présentaient une récidive exclusivement locorégionale (tumorale et/ou ganglionnaire), 4 une récidive locorégionale et métastatique et 16 une évolution métastatique isolée.

3.3.4 Contrôle locorégional

Parmi les 101 qui ont reçu le traitement, 31 patients n'ont pas été contrôlés localement ou ont présenté une récidive locorégionale. Dix sur 101 (9,9%) des patients n'ont pas été mis en rémission ou ont présenté une récidive au cours des 6 premiers mois après la fin du traitement. Huit sur 101 (7,9%) des patients ont présenté une récidive locale entre 6 mois et 1 an, 4/101 (4%) des patients ont présenté une récidive entre 1 an et 2 ans et 9/101 (8,9%) patients au delà [2 – 3,8 ans].

Après un suivi médian de 5 ans, le contrôle locorégional est de 79% [69 - 86] à un an, de 74% [62 - 82] à 2 ans, de 68% [56 - 78] à 3 ans et de 54% [39 - 67] à 5 ans.

Figure 3 : Contrôle locorégional

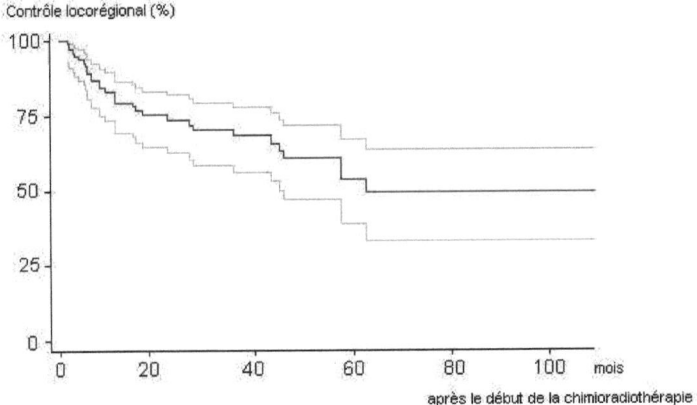

3.4 Facteurs pronostiques

3.4.1 Analyse univariée

L'analyse univariée sur 101 patients a montré le poids pronostique sur la survie globale, du stade (II / III / IV A / IV B) (p=0,047) du statut ganglionnaire (N0 / 1 / 2 / 3) (p=0,008), du PS (0 / 1 / 2 / 3) (p=0,00001) et du taux d'hémoglobine (<12,5 g/dl / > ou = à 12,5 g/dl) avant le traitement (p=0,01). Par contre, le sexe, le stade T, la différenciation du carcinome épidermoïde, l'aspect macroscopique de la tumeur, la mise en place d'une sonde d'alimentation entérale, l'âge, le nombre de cures de chimiothérapie ne sont pas des facteurs pronostiques statistiquement discriminants.

Sur les 47 patients qui ont présenté une récidive tumorale locorégionale ou métastatique, l'analyse univariée du poids pronostique des mêmes facteurs a montré que seul le PS (0 / 1 / 2 / 3) était statistiquement significatif (p=0,00001) en terme de survie sans récidive. D'autres facteurs montrent une tendance sans atteindre le seuil de significativité : le taux d'hémoglobine (<12,5 / ≥12,5 g/dl) (p=0.085), le stade N (0 / 1 / 2a + 2b /2c / 3) (p=0,053) et le nombre de cures de chimiothérapie (1 / 2 / 3) (p=0,088).

Figure 4 : Taux de survie globale relative en fonction de l'état général

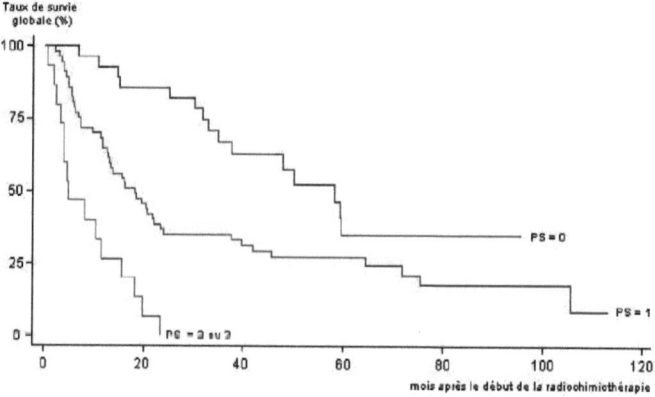

figure 5 : Taux de survie globale relative en fonction du taux d'hémoglobine

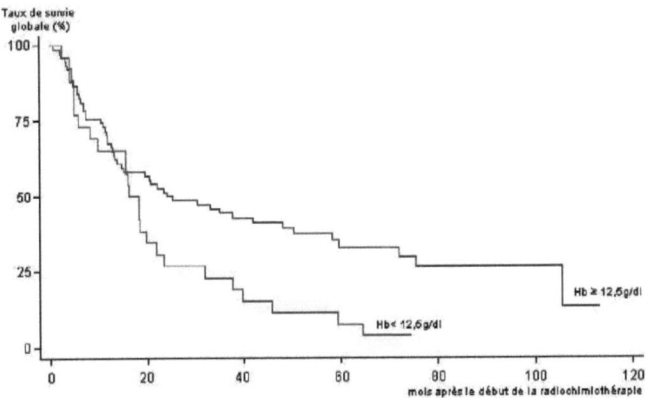

Sur les 31 patients qui ont présenté une récidive locorégionale, l'analyse univariée du poids pronostique des mêmes facteurs a montré que seul le PS (0 / 1 / 2 / 3) était statistiquement significatif (p=0,0004); le taux d'hémoglobine (<12,5 / ≥12,5 g/dl) n'atteint pas le seuil de significativité (p=0,056).

3.4.2 Analyse multivariée

3.4.2.1 Survie globale

L'analyse multivariée des données colligées montre la contribution significative de l'état général et du statut ganglionnaire N3 sur la survie globale.

Données	Odd Ratio [intervalle de confiance à 95 %]	p
Hémoglobine < 12,5 g/dl	1,02 [0,56 - 1,87]	0,94
PS = 2 ou 3	7,17 [3,06 - 16,78]	0,0001
PS = 1	2,16 [1,23 - 4,13]	0,008
N1	0,92 [0,45 - 1,86]	0,83
N2	1,31 [0,71 - 2,43]	0,38
N3	2 [1 - 3,96]	0,05

3.4.2.2 Survie sans maladie

L'analyse multivariée des données colligées ne montre la contribution significative que de l'état général sur la survie sans maladie.

Données	Odd Ratio [intervalle de confiance à 95 %]	p
Hémoglobine < 12,5 g/dl	0,93 [0,46 - 1,89]	0,85
PS = 2 ou 3	8,40 [3,01 – 23,43]	0,0001
PS = 1	2,15 [1,02 – 4,56]	0,04
N1	0,41 [0,55 - 1,16]	0,09
N2	1,1 [0,53 - 2,24]	0,25
N3	2 [0,69-3,63]	0,27

3.4.2.3 Contrôle locorégional

Seul l'état général (PS = 2 ou 3) a un poids pronostique indépendant statistiquement significatif avec un Odd Ratio à **8,38 [2,42 – 29]** avec **p=0,001**.

3.5 Etude de la toxicité tardive

3.5.1 Population

Parmi les 101 patients traités, après un suivi médian de 5 ans, 26 sont en vie. Vingt-trois d'entre eux ont été revus en consultation du 9 juin 2005 au 25 août 2005. Trois patients n'ont pas été revus en consultation pour les raisons suivantes : un patient est perdu de vue depuis le 29 janvier 2002, un second patient qui a quitté la région nantaise n'a pas souhaité participer à l'étude et le troisième patient est en cours de traitement d'un carcinome bronchique métastatique, diagnostiqué en juillet 2004 (stade IIIB) et traité par une troisième ligne de chimiothérapie.

Parmi les 23 patients revus, 2 ont été exclus car ils ont présenté une récidive locorégionale traitée respectivement par une laryngectomie totale (2,2 ans après la chimioradiothérapie et en rémission complète depuis 2,45 ans) et par une bucco-pharyngectomie trans-maxillaire (4,8 ans après la chimioradiothérapie et en rémission depuis 3,2 ans).

Parmi les 21 patients retenus, 18 ont été consultés en milieu hospitalier, 4 à leur domicile. L'examen du larynx au naso-fibroscope et des tympans à l'otoscope n'a été réalisé que sur les 18 patients vus en consultation hospitalière. Sur le plan paraclinique, un dosage de la TSH et de la T4 a été systématiquement réalisé.

3.5.2 Intoxication alcoolo-tabagique

Tous les patients ont un tabagisme estimé à plus de 20 paquets/année sauf un patient [5-70 paquets-années]. Dix-huit sur 21 patients sont sevrés de leur tabagisme. Sept sur 21 patients sont totalement abstinents pour l'alcool, 5/21 patients ont une consommation de moins de 20 g d'alcool pur par jour et 9/21 patients ont une consommation plus élevée [20 – 100 g par jour].

3.5.3 Comorbidités

Les comorbidités étaient les suivantes : deux patients ont présenté un accident vasculaire cérébral, l'un ischémique, responsable d'une hémiplégie et de troubles de la parole séquellaires postérieurs à la chimioradiothérapie, l'autre hémorragique sans séquelle, antérieur à la chimioradiothérapie. Un patient a été opéré d'un triple pontage coronarien dans les suites d'un infarctus du myocarde (postérieur à la chimioradiothérapie). Un patient présente une sténose carotidienne serrée asymptomatique, pour laquelle une cure chirurgicale est envisagée. Un patient est greffé rénal depuis 1990, 2 ans avant le début de la chimioradiothérapie concomitante. Un autre patient présente une insuffisance rénale chronique traitée par dialyse. Un patient souffre d'une maladie de Parkinson depuis 2000 soit 2 ans avant la chimioradiothérapie.

3.5.4 Situation socioprofessionnelle

Onze sur 21 patients sont retraités. Quatre sur 21 patients sont sans activité professionnelle (sans profession : 1, arrêt longue maladie : 2 dans les suites d'un accident de travail). Six sur 21 patients poursuivent leur activité professionnelle.

3.6 Evaluation de la toxicité tardive

3.6.1 Etat général

Quinze sur 21 patients déclarent ne présenter aucune fatigue anormale, 3/21 patients une fatigue minime (grade 1 NCI-CTC AE v3.0) et 3/21 des patients présentent une fatigue gênant certaines de leurs activités quotidiennes (grade 2 NCI-CTC AE v3.0).

3.6.2 Peau

3.6.2.1 Atrophie cutanée

Dix-sept sur 21 patients présentent un peau normale, 3/21 ont une atrophie cutanée perceptible dans la région sous-mentale (grade 1 NCI-CTC AE v3.0), 1/21 patient présente une atrophie cutanée sous-mentale marquée (grade 2 NCI-CTC AE v3.0), mais responsable d'aucune gêne (signe objectif SOMA LENT de grade 1).

3.6.2.2 Fibrose sous-cutanée

Tous les patients présentent une fibrose sous-cutanée. Celle-ci est perceptible à la palpation (grade 1 NCI-CTC AE v3.0) pour 13/21 des patients et asymptomatique pour 14/21 patients (signe objectif SOMA LENT grade 1), marquée à la palpation et limitant l'extension de la tête sans retentissement sur les activités quotidiennes pour 8/23 des patients, sans retentissement sur les activités quotidiennes (grade 2 NCI-CTC AE v3.0) et responsable d'une gêne fonctionnelle minime pour 7/21 patients (signe objectif SOMA LENT grade 2).

3.6.2.3 Télangiectasie

Sept sur 21 patients ne présentent aucune télangiectasie. Quinze sur 21 des patients présentent des télangiectasies minimes (grade 1 NCI-CTC AE v3.0), un patient présente des télangiectasies de nombre modéré (grade 2 NCI-CTC AE v3.0).

3.6.2.4 Œdème

Trois sur 21 patients présentent un œdème sous-mental localisé sans retentissement fonctionnel (grade 1 NCI-CTC AE v3.0 et signe objectif SOMA LENT).

3.6.2.5 Hypopigmentation

Six sur 21 patients présentent une hypopigmentation sous-angulo maxillaire et/ou sous-mentale bilatérale (signe objectif SOMA LENT grade 2).

Peau et tissu sous-cutané NCI-CTC AE v 3.0						
Symptôme considéré	Grade					
	0	1	2	3	4	5
Atrophie cutanée	18	4	1			
Fibrose sous-cutanée		13	8			
Télangiectasie	7	15	1			
Œdème de la tête et du cou	20	3				

Peau et tissu sous-cutané SOMA LENT						
		Grade 0	Grade 1	Grade 2	Grade 3	Grade 4
Signes subjectifs	Peau squameuse ou rugueuse	20	1			
	Troubles sensitifs	21				
Signes objectifs	Œdème	18	3			
	Alopécie	21				
	Hypo pigmentation	15		6		
	Ulcère nécrose	21				
	Télangiectasie	6	13	2		
	Fibrose		14	7		
	Atrophie	17	5			
Traitement	Sécheresse cutanée	21				
	Troubles sensitifs	21				
	Ulcère	21				
	Œdème	21				
	Fibrose	21				

3.6.3 Muqueuse oro-pharyngée

3.6.3.1 Dysphagie et alimentation

Dix-sept sur 21 patients présentent une difficulté à déglutir. Quatre sur 21 patients ne présentent aucune difficulté à déglutir mais un d'entre eux doit couper finement son alimentation solide en raison de problème de mastication (grade 1 NCI-CTC AE v 3.0). Pour 12/21 patients la dysphagie porte exclusivement sur les aliments solides (signe subjectif SOMA LENT grade 1). Parmi ces 12 patients, 8 d'entre eux ne modifient pas leur alimentation (grade 1 NCI-CTC AE v3.0) et 4 la modifient (grade 2 NCI-CTC AE v3.0). Neuf sur 21 des patients modifient donc leur régime alimentaire (grade 2 NCI-CTC AE v3.0) par choix de viandes tendres coupées fin ou de poissons, voire d'une alimentation semi-mixée pour 8/21 des patients (traitement « dysphagie » SOMA LENT grade 1 et traitement « modification du goût » SOMA LENT grade 2 et 3). Parmi les 12/21 patients qui déclarent prendre une alimentation normale, 8/21 ont besoin de couper finement leur alimentation, en raison de problèmes mineurs et souvent combinés de mastication et de xérostomie.

Pour 5/21 patients, la dysphagie porte sur les aliments mixés (signe subjectif SOMA LENT grade 2). Un patient présente une légère difficulté à déglutir les aliments mixés (signe subjectif SOMA LENT grade 2) et reçoit une alimentation complémentaire par voie entérale (gastrostomie) (grade 3 NCI-CTC AE v3.0).

3.6.3.2 Douleur

Sept sur 21 des patients présentent des douleurs le plus souvent minimes (3/21) ou intermittentes mais associées à la prise d'antalgiques non morphiniques régulièrement dans un cas (traitement SOMA LENT grade 2) et occasionnellement pour un autre patient (traitement SOMA LENT grade 1).

3.6.3.3 Altération du goût

Quatorze sur 21 des patients présentent une altération du goût tenace pour 2/21 d'entre eux, imposant des modifications importantes du régime alimentaire (traitement SOMA LENT grade 3).

3.6.3.4 Ulcère

Aucun ulcère n'a été constaté.

Muqueuse oropharyngée NCI-CTC AE v 3.0						
	Grade					
Symptôme considéré	0	1	2	3	4	5
Dysphagie	3	8	9	1		
Dysgueusie	9	7	5			
Douleur	14	3	4			

Muqueuse oropharyngée SOMA LENT						
		Grade 0	Grade 1	Grade 2	Grade 3	Grade 4
Signes subjectifs	Douleur	14	4	3		
	Dysphagie	4	12	5		
	Altération du goût	9	6	5	1	
Signes objectifs	Aspect de la muqueuse	6	10	5		
	Perte de poids	19	1	1		
Traitement	Douleur	19	1	1		
	Ulcère	21				
	Dysphagie	9	11	1		
	Modification du goût	9	7	3	2	

3.6.4 Glandes salivaires

3.6.4.1 Sécheresse buccale et traitement symptomatique.

Tous les patients présentent une sensation de bouche sèche imposant pour 11/21 des patients une alimentation mixée ou associée à la prise importante d'eau (grade 2 NCI-CTC AE v3.0). Ce symptôme impose la prise importante d'eau ou de confiserie (chewing-gum sans sucre) en dehors des repas, occasionnellement (7/21) ou quotidiennement (4/21). Aucun patient n'utilise de salive artificielle.

3.6.4.2 Salive

L'humidification de la bouche est normale au cours de la consultation pour 6/21 des patients, peu abondante pour 9/21 des patients, collante et visqueuse pour 5/21 des patients et absente (enduit muqueux) pour 1/21 des patients.

Glandes salivaires NCI-CTC AE v 3.0						
	Grade					
Symptôme considéré	0	1	2	3	4	5
Xérostomie		10	11			

Glandes salivaires SOMA LENT						
		Grade 0	Grade 1	Grade 2	Grade 3	Grade 4
Signes subjectifs	Sécheresse buccale		8	8	4	1
Signes objectifs	Salive		6	9	5	1
Traitement	Xérostomie	10		7	4	

3.6.5 Dents

Douze sur 21 des patients sont édentés (grade 4 SOMA LENT, grade 3 NCI-CTC AE v3.0). Parmi les 9/21 patients qui conservent des dents, un patient a un état dentaire parfait, les deux autres patients ont subi des extractions d'une partie de l'ensemble des dents (grade 2 NCI-CTC AE v3.0) distinguée en grade 1 (moins de 25% des dents extraites) et grade 3 (plus de 50% avec une prothèse) dans les signes objectifs SOMA LENT.

3.6.5.1 Gouttières fluorées

Quinze sur 21 patients n'ont pas eu de confection de gouttières fluorées en raison d'un état dentaire initial délabré. Trois sur 21 patients portent quotidiennement leurs gouttières fluorées respectivement 43, 58 et 62 mois après le début de la chimioradiothérapie concomitante. Un patient a gardé ses gouttières fluorées 4 ans avant de subir une extraction complète des dents. Pour un patient, l'abandon des gouttières fluorées est survenu dans les suites d'une hémiplégie. Deux autres patients ont mis en place leurs gouttières 6 mois puis ont suspendu leur traitement par lassitude pour l'un et par manque d'information pour l'autre.

3.6.5.2 Prothèse dentaire

Quatorze sur 21 des patients sont porteurs d'une prothèse dentaire. Trois des 12 patients édentés ne portent pas de prothèse dentaire.

3.6.5.3 Douleur

Un seul patient prend régulièrement des antalgiques pour des douleurs plus gingivales que dentaires. Un patient prend ponctuellement des antalgiques pour des douleurs buccales.

3.6.5.4 Parodontopathie

Parmi les patients qui ont des dents, 11 d'entres eux présentent une gingivite ou un recul gingival minime (grade 1 NCI-CTC AE v 3.0) pour 8 patients et modéré pour 3 patients.

Dents NCI-CTC AE v 3.0						
	Grade					
Symptôme considéré	0	1	2	3	4	5
Prothèse dentaire	4		7	2		
Parodontopathie	11	7	3			
Dents	2	2	5	12		

Dents SOMA LENT						
		Grade 0	Grade 1	Grade 2	Grade 3	Grade 4
Signes subjectifs	Douleur	16	1	4		
Signes objectifs	Pourcentage de dents altérées	1	3	1	4	12
Traitement	Douleur	18	2	1		
	Caries	2	4		3	12

3.6.6 Mandibule

3.6.6.1 Ostéoradionécrose

Deux patients ont présenté une ostéoradionécrose de la mandibule traitée chirurgicalement respectivement 1 an et 4 ans après le début de la chimioradiothérapie (grade 3 NCI-CTC AE v3.0 ; traitement SOMA LENT grade 4). Le grade 1 NCI-CTC AE v3.0 de l'item « ostéonécrose » (asymptomatique, visible à la radiographie) n'a pas été quantifié dans la mesure où les patients revus n'ont pas réalisé de panoramique dentaire. Aucune dénudation osseuse n'a été constatée.

3.6.6.2 Trismus

Six sur 21 patients présentent une diminution de l'ouverture buccale sans retentissement fonctionnel sur l'alimentation (grade 1 NCI-CTC AE v3.0). Huit sur 21 patients ressentent une difficulté à l'ouverture buccale minime, non mesurable (signe subjectif SOMA LENT grade 1).

3.6.6.3 Appareil dentaire

Sur les 14/21 patients porteurs d'un appareil dentaire, 4 présentent une instabilité de l'appareil, 4 ne peuvent pas porter leur appareil en raison de nausées, d'un inconfort permanent ou d'une instabilité très gênante.

3.6.6.4 Douleur

Un seul patient présente des douleurs tenaces de la mandibule. Le bilan clinique et radiologique (IRM) a révélé une hypertrophie massétérienne unilatérale. Les explorations fonctionnelles neurologiques ont confirmé une neuromyotonie post radique du masséter.

Mandibule NCI-CTC AE v 3.0						
	Grade					
Symptôme considéré	0	1	2	3	4	5
Ostéonécrose	19			2		
Trismus	12	6	3			

Mandibule SOMA LENT							
			Grade 0	Grade 1	Grade 2	Grade 3	Grade 4
Signes subjectifs	Douleur		12	4	5		
	Mastication		9		9	3	
	Port d'un appareil dentaire (14 patients)		6		4	4	
	Trismus		10	8	3		
Signes objectifs	Dénudation osseuse		19				2
	Trismus		18		3		
Traitement	Douleur		17	3	1		
	Dénudation osseuse		21				
	Trismus et mastication		15		5	1	

3.6.7 Larynx

Neuf sur 21 patients présentent un changement de la voix, occasionnel et mineur pour 10/21 d'entre eux (signe subjectif SOMA LENT grade 1) et une raucité permanente (variable d'un jour sur l'autre) pour 1 patient (signe subjectif SOMA LENT grade 2). Quatre sur 21 patients présentent un changement mineur de la voix sans problème de compréhension (grade 1 NCI-CTC AE v3.0) et 5/21 patients présentent un changement de la voix pouvant nécessiter de répéter mais compatible avec une communication téléphonique compréhensible (grade 2 NCI-CTC AE v3.0). Le larynx n'a été examiné au nasofibroscope que sur 17 des 21 patients, les 4 autres ayant été examinés à leur domicile. Neuf patients présentaient un œdème laryngé limité aux cartilages aryténoïdes (signe objectif SOMA LENT grade 1).

Larynx NCI-CTC AE v 3.0						
	Grade					
Symptôme considéré	0	1	2	3	4	5
Parole	12		9			
Changement de la voix	12	4	5			
Œdème du larynx	12	5	4			

Larynx SOMA LENT						
		Grade 0	Grade 1	Grade 2	Grade 3	Grade 4
Signes subjectifs	Douleur	21				
	Voix / Raucité	10	10	1		
	Respiration	20			1	
Signes objectifs	Œdème laryngé	12	9			
	Muqueuse	15	6			
	Respiration	21				
Traitement	Douleur	20		1		
	Dysphonie	19		2		
	Respiration	21				

3.6.8 Audition

Cinq sur 21 patients présentent une hypoacousie sans nécessité d'aide prothétique ni conséquence fonctionnelle sur les activités quotidiennes (grade 2 NCI-CTC AE v3.0). Deux sur 21 patients présentent des difficultés fréquentes lors des conversations à haute voix (signe subjectif SOMA LENT grade 2). Deux patients portent une prothèse auditive (grade 3 NCI-CTC AE v3.0; traitement SOMA LENT grade 2). Quatre sur 21 des patients présentent des acouphènes sans conséquence fonctionnelle sur les activités quotidiennes (grade 2 NCI-CTC AE v3.0), occasionnels pour 3/21 des patients (signe subjectif SOMA LENT grade 1) et intermittents pour un patient (signe subjectif SOMA LENT grade 1). Il n'a pas été réalisé d'audiogramme au décours des 23 consultations ne permettant pas la cotation de l'item « audition » dans la rubrique signe objectif de l'échelle SOMA LENT. Deux sur 21 patients ont bénéficié de la mise en place de drains trans-tympaniques.

	Audition NCI-CTC AE v3.0					
	Grade					
Symptôme considéré	0	1	2	3	4	5
Audition	14		5	2		
Otite séreuse	19			2		
Acouphènes	17	4				

		Oreille SOMA LENT				
		Grade 0	Grade 1	Grade 2	Grade 3	Grade 4
Signes subjectifs	Douleur	21				
	Acouphènes	17	3	1		
	Audition	15	4	2		
Signes objectifs	Peau	21				
	Audition	Non évaluée				
Traitement	Douleur	21				
	Peau	19			2	
	Perte d'audition	19			2	

3.6.9 Neurologie

Aucun signe subjectif ou objectif de myélite n'a été constaté. Un patient présente des séquelles d'un AVC ischémique responsable d'une hémiplégie.

3.6.10 Thyroïde

Vingt-trois patients ont eu une prise de sang : les 21 patients évalués cliniquement plus 2 patients opérés pour une récidive dans la mesure ou la chirurgie n'a pas d'incidence reconnue sur l'hypothyroïdie (pas de dissection de la thyroïde). Seize sur 24 (66%) des patients ont une fonction thyroïdienne normale. Trois sur 24 (12,5%) des patients ont une hypothyroïdie (T4 basse TSH élevée) dont un en cours de dialyse pour une insuffisance rénale chronique. Trois sur 24 (12,5%) patients ont une hypothyroïdie débutante (TSH élevée T4 normale).

3.7 Qualité de vie

Conformément aux consignes de l'EORTC, le questionnaire de 35 questions était rempli par le patient.

3.7.1 Douleur

Un même patient note « beaucoup » aux trois sites (bouche, mâchoire et gorge). Ces douleurs sont toutes en rapport avec une hypertrophie du masséter gauche, secondaire à une neuropathie de la branche motrice du nerf trijumeau, contrôlée les semaines suivantes par la prise de myorelaxants.

Durant la semaine passée	Pas du tout	Un peu	Assez	Beaucoup
Avez-vous eu mal dans la bouche ?	17	3		1
Avez-vous eu mal dans la mâchoire ?	15	4	4	1
Avez-vous eu des douleurs dans la bouche ?	16	4		1
Avez-vous eu mal à la gorge ?	19	1	1	

	Oui	Non
Avez-vous pris des anti-douleurs ?	3	18

3.7.2 Déglutition

Les items ayant trait à la déglutition montrent que 17/21 des patients ont présenté durant la semaine passée une difficulté à avaler des aliments solides, 6/21 des aliments écrasés et 3/21 les liquides. Six sur 21 des patients ont présenté des troubles de la déglutition responsable de fausses routes (toux). Un patient prend la moitié de ses apports caloriques quotidiens par voie entérale (gastrostomie). Un sur 21 des patients prend des compléments nutritionnels en raison de troubles de la déglutition limitant les repas.

Au cours de la semaine passée	Pas du tout	Un peu	Assez	Beaucoup
Avez-vous eu des difficultés à avaler des liquides ?	18	2	1	
Avez-vous eu des problèmes en avalant des aliments écrasés ?	15	3	3	
Avez-vous eu des problèmes en avalant des aliments solides ?	4	8	3	6
Vous êtes-vous étranglé en avalant ?	14	3	2	2

Au cours de la semaine passée	Oui	Non
Avez-vous utilisé une sonde d'alimentation ?	1	20
Avez-vous pris des suppléments nutritionnels ?	1	20

3.7.3 Dents

L'item ne concerne que les 9 patients qui ne sont pas édentés et 2 patients à qui les racines n'ont pas été ôtées. Neuf sur 21 patients notent avoir présenté des problèmes de dents la semaine passée.

Au cours de la semaine passée	Pas du tout	Un peu	Assez	Beaucoup	Hors sujet
Avez-vous eu des problèmes de dents ?	2	2	3	4	10

3.7.4 Glandes salivaires

Dix-huit sur 21 patients ont ressenti une sécheresse buccale et 14/21 une salive pâteuse. Sept sur 21 patients notent « pas du tout » ou « un peu » aux deux questions. Cinq sur 21 patients notent beaucoup aux 2 questions. Deux sur 21 patients répondent « pas du tout » aux 2 questions.

A noter que l'examen clinique ne constate pas toujours de parallélisme entre la symptomatologie décrite par le patient et l'aspect de la salive lors de la consultation.

Au cours de la semaine passée	Pas du tout	Un peu	Assez	Beaucoup
Avez-vous eu la bouche sèche ?	3	5	3	10
Avez-vous eu une salive collante ?	7	3	5	6

3.7.5 Mastication

Neuf patients notent avoir été gênés par un trismus.

Au cours de la semaine passée	Pas du tout	Un peu	Assez	Beaucoup
Avez-vous eu des problèmes à ouvrir largement la bouche ?	12	4	2	3

3.7.6 Parole

Douze patients notent avoir été enroués avec une bonne corrélation clinique avec l'œdème laryngé diagnostiqué chez ceux dont le larynx a été examiné au naso-fibroscope.

Au cours de la semaine passée	Pas du tout	Un peu	Assez	Beaucoup
Avez-vous été enroué ?	9	8	2	2
Avez-vous eu des difficultés à parler devant d'autres personnes ?	12	2	3	3
Avez-vous eu des difficultés à parler au téléphone ?	15	2	3	1

3.7.7 Sens

Trois patients rapportent des problèmes d'odorat, 6 patients des problèmes de goût. Trois patients notent présenter des troubles sur les deux sens (2 un peu, 1 beaucoup), les 3 autres patients présentent un trouble isolé d'un sens ou de l'autre.

Au cours de la semaine passée	Pas du tout	Un peu	Assez	Beaucoup
Avez-vous eu des problèmes d'odorat ?	18	2		1
Avez-vous eu des problèmes de goût ?	15	4	1	1

3.7.8 Repas en société

Cinq sur 21 patients notent ne pas être du tout gênés par l'un de ces items. Cinq autres patients le sont un peu pour un ou deux de ces items. Six sur 21 patients sont « beaucoup » gênés par l'un ou plusieurs de ces items.

Au cours de la semaine passée	Pas du tout	Un peu	Assez	Beaucoup	Hors sujet
Avez-vous eu des difficultés à manger ?	8	7	5	1	
Avez-vous eu des difficultés à manger devant votre famille ?	18		2		1
Avez-vous eu des difficultés à manger devant d'autres personnes ?	12	2	3	3	1
Avez-vous eu des difficultés à prendre plaisir aux repas ?	8	5	4	4	

3.7.9 Contact social

Huit sur 21 patients ne sont pas du tout gênés par chacune des situations décrites. Les causes évoquées par les patients ne sont pas toujours liées au traitement et peuvent être antérieures à celui-ci.

Au cours de la semaine passée	Pas du tout	Un peu	Assez	Beaucoup
Votre apparence vous a-t-elle préoccupé(e) ?	15	3	2	1
Avez-vous eu des difficultés à avoir un contact social avec votre famille ?	19		2	
Avez-vous eu des difficultés à avoir un contact social avec vos amis ?	16	3	2	
Avez-vous des difficultés à sortir en public ?	14	4	2	1
Avez-vous eu des difficultés à avoir un contact physique avec votre famille ou vos amis ?	20	1		

3.7.10 Sexualité

Trois sur 21 patients célibataires n'ont pas de relations sexuelles. Deux patients notent « beaucoup » aux deux questions posées et deux autres à l'une ou l'autre question.

Au cours de la semaine passée	Pas du tout	Un peu	Assez	Beaucoup	Hors sujet
Avez-vous éprouvé moins d'intérêt aux relations sexuelles ?	9	3	3	3	3
Avez-vous éprouvé moins de plaisir sexuel ?	12	1	2	3	3

3.7.11 Poids

Le patient qui présente une neuromyotonie post-radique a perdu du poids, mis sur le compte de la dysphagie elle même liée au trismus et à la xérostomie.

Au cours de la semaine passée	Oui	Non
Avez-vous perdu du poids ?	1	20
Avez-vous pris du poids ?		21

3.7.12 Item isolé

Au cours de la semaine passée	Pas du tout	Un peu	Assez	Beaucoup
Vous êtes vous senti(e) mal ?	16	4	1	

Au cours de la semaine passée	Oui	Non
Avez-vous toussé ?	2	19

3.8 Conclusion du patient

Au terme des consultations, il était demandé aux patients de rapporter le ou les symptômes qu'ils estimaient gênants dans leur vie quotidienne. La sécheresse buccale est évoquée comme le symptôme le plus gênant par 6/21 patients. Les problèmes alimentaires sont exprimés par 4/21 patients, la dysgueusie par un patient. Les problèmes de dents ou de prothèse sont rapportés comme étant le symptôme le plus gênant par 3 patients. Le trismus par contracture du masséter est rapporté par un patient. La perte d'amis dans les suites du cancer est évoquée par 2 patients. En revanche, plusieurs patients ont constaté une amélioration sensible de leur qualité de vie dans les suites du traitement. Tous ces patients l'expliquent par l'arrêt partiel ou le plus souvent complet de l'intoxication alcoolo-tabagique.

3.9 Récapitulatif

Les 21 patients évalués présentent un ou plusieurs symptômes grade 1-4. Six sur 21 (29%) des patients ne présentent aucun symptôme de grade 3 ou 4. Quinze sur 21 (71%) des patients présentent au moins un symptôme correspondant à une toxicité de grade 3 ou 4. Cinq sur 21 (84%) des patients présentent une toxicité tardive grade 3 ou 4 exclusivement limitée aux dents. Dix sur 21 (48%) des patients présentent une toxicité tardive grade 3 ou 4 sur au moins 2 symptômes.

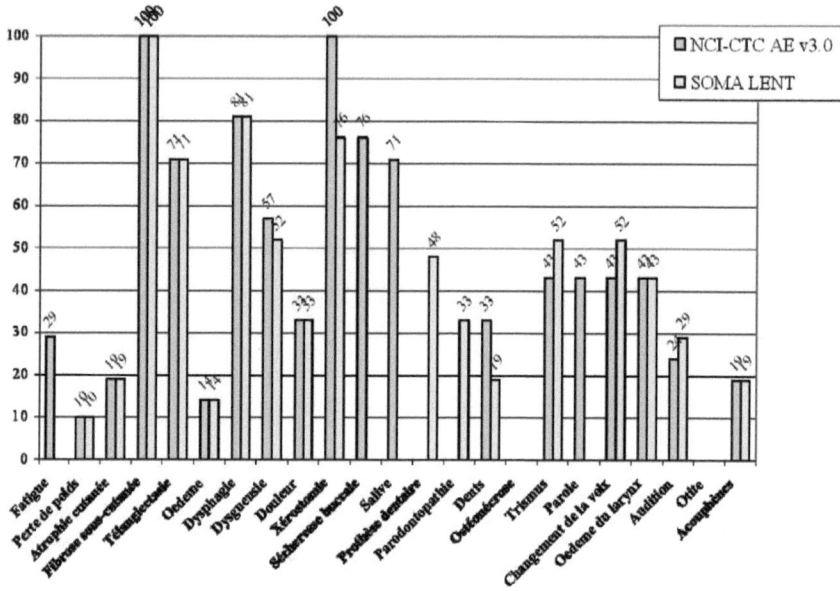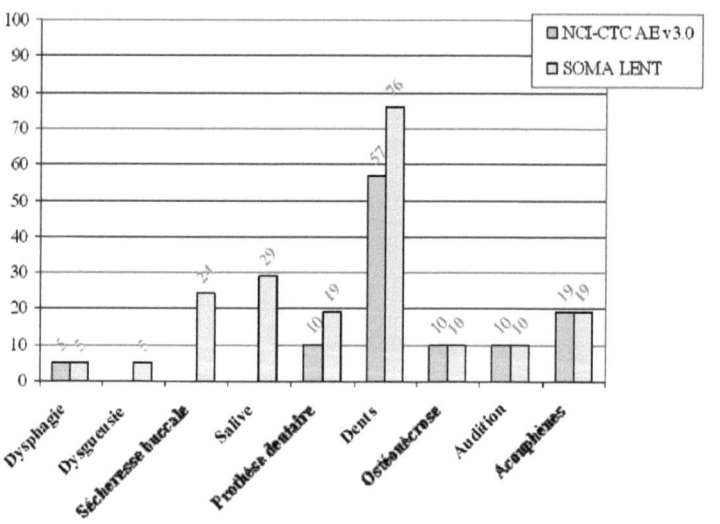

4. Discussion

Cette analyse rétrospective de 101 patients, traités dans une même institution pour un carcinome non résécable de l'oropharynx, par radiothérapie avec chimiothérapie concomitante associant carboplatine et 5-fluorouracile, montre une survie médiane de 22 mois, une survie globale de 39% à 3 ans, une survie sans maladie de 50% à 3 ans et un contrôle locorégional de 68% à 3 ans.

Soixante et onze pour cent des 21 patients long survivants présentent une toxicité tardive de grade 3 ou 4 pour au moins un symptôme. Quarante-huit pour cent de ces patients présentent une toxicité tardive grade 3 ou 4 pour au moins 2 symptômes. Vingt-quatre pour cent de ces patients présentent une toxicité tardive grade 3 ou 4 exclusivement limitée aux dents.

4.1 Résultats carcinologiques

4.1.1 Comparaison avec l'essai ARCORO

En 1994 le Groupe d'Oncologie Radiothérapie Tête et Cou (GORTEC) a initié un essai thérapeutique (ARCORO) de phase III visant à comparer, pour les carcinomes localement avancés de l'oropharynx, une radiothérapie normofractionnée (70 Gy en 35 séances de 2 Gy) versus la même radiothérapie couplée à l'administration concomitante de trois cures de chimiothérapie associant carboplatine et 5-fluorouracile. Les résultats de cet essai ont été publiés en 1999 et actualisés en 2004 [12, 30]. Nous comparons les résultats de notre série rétrospective avec ceux du bras chimioradiothérapie concomitante de cet essai prospectif.

4.1.2 Survie

La survie médiane est comparable, de 22 mois dans notre étude et de 20 mois dans l'essai ARCORO. La survie globale à 3 ans est inférieure, de 39% [29% – 48%] dans notre étude et de 51% [39% – 68%] dans l'essai ARCORO. La survie sans maladie et le contrôle locorégional à 3 ans sont comparables. A 5 ans, les récidives locales restent la première cause de décès dans les deux séries (22/75 dans notre étude, 51/82 dans l'ARCORO).

4.1.3 Caractéristiques des patients

En comparaison de notre étude, les caractéristiques suivantes sont communes avec celles des patients inclus dans l'essai ARCORO, soit l'âge au diagnostic, le sex ratio, l'histologie des tumeurs, la proportion de stades III et IV. En revanche, on note dans notre étude un nombre plus élevé de patients avec un état général plus mauvais. Le PS est à 0 pour 28,7% des patients de notre étude contre 53% dans l'essai ARCORO, le PS est à 1 pour respectivement 56,4% des patients de notre étude contre 33% dans l'essai ARCORO, le PS est à 2 pour 11,9% contre 14% et un PS à 3 pour 3% des patients dans notre étude alors qu'ils étaient exclus dans l'essai ARCORO. Les autres différences regroupent une fréquence de carcinomes épidermoïdes bien différenciés moins élevée dans notre étude que dans l'essai ARCORO (28% contre 48%), la présence de 4,9% (5/101) de tumeurs de la cavité buccale (exclues dans l'essai ARCORO) et la présence de 4% (4/101) de patients porteurs d'une tumeur de stade II mais jugée non résécable par les chirurgiens du service ORL du CHU de Nantes.

4.1.4 Traitement reçu

Concernant le traitement reçu, sont comparables : la durée moyenne des interruptions de la radiothérapie pour toxicité (en moyenne de 5 jours et de 8,9 jours dans l'essai ARCORO) et le nombre de cures de chimiothérapie administrées (60,4% (61/101) des patients de notre étude ont reçu 3 cures contre 65% dans l'essai ARCORO, 36,6% (36/101) deux cures contre 29% (32/109) dans l'essai ARCORO).

4.1.5 Facteurs pronostiques

Cette analyse rétrospective confirme, en analyse univariée, l'intérêt pronostique du stade, du statut ganglionnaire et du taux d'hémoglobine. L'intérêt pronostique de l'état général est aussi retrouvé en analyse univariée et multivariée, tant sur la survie globale que la survie sans récidive. Une étude prospective étudiant l'intérêt pronostique de l'anémie de patients traités par chimioradiothérapie concomitante pour un carcinome des VADS montre qu'un taux d'hémoglobine inférieur à 13 g/dl est associé à une survie globale plus courte et un risque de récidive locale et à distance plus élevé [31]. Par contre, l'intérêt thérapeutique de l'érythropoïetine recombinante dans cette indication est largement remise en cause après la publication d'un essai clinique randomisé testant ce facteur de croissance chez des patients traités par radiothérapie pour un carcinome des VADS (radiothérapie exclusive ou post-opératoire). Ainsi, malgré une correction de l'anémie, l'essai a révélé un effet délétère sur le contrôle locorégional, la survie sans maladie et la survie globale des patients sous érythropoïétine [32].

Au total, cette comparaison entre notre étude rétrospective monocentrique et l'essai prospectif multicentrique ARCORO confirme que les résultats obtenus dans cet essai sont reproductibles au sein d'une population non sélectionnée.

4.2 Etude de la toxicité

4.2.1 Etude de la toxicité aiguë

La toxicité aiguë a nécessité une réalimentation par sonde gastrique pour 46,5% (47/101) des patients de notre étude. G.Calais rapporte 71% de mucites de grade 3 et 4 et une réalimentation par sonde gastrique pour 33% (36/109) des patients. Dans notre étude, 4 patients sont décédés en cours de traitement ou dans les suites immédiates de la chimioradiothérapie [21 – 74 jours] de complications septiques ou vasculaire (rupture carotidienne). Par ailleurs, l'étude de la survie globale en fonction de l'état général révèle un pronostic extrêmement sombre des patients dont le PS est à 2 ou 3.

Parmi les autres essais cliniques de chimioradiothérapie concomitante publiées, l'incidence de la mucite de grade 3 et 4 est toujours élevée et représente la principale toxicité limitante. Il s'agit du principal élément de comparaison de toxicité aiguë entre les différents essais. L'amélioration des soins de support, qu'il s'agisse d'une prise en charge nutritionnelle et antalgique plus active, des possibilités de réalimenter rapidement les patients (gastrostomie percutanée, sonde naso-gastrique), de l'utilisation d'antiémétiques, permet d'améliorer la tolérance de la toxicité aiguë d'une chimioradiothérapie concomitante. Cependant, plusieurs essais de radiothérapie accélérée ou associée à une chimiothérapie concomitante se sont heurtés à des degrés de mucites jugés inacceptables [33, 34].

Plusieurs voies sont ouvertes pour diminuer cette toxicité aiguë. Concernant le choix de la chimiothérapie, l'association du 5-fluorouracile est discutable. Utilisée seule, cette drogue a une toxicité muqueuse et majore donc en concomitance la mucite radio-induite. Or, les premiers résultats de la méta-analyse MACH-NC [10] étendus à de nouveaux essais cliniques de chimioradiothérapie concomitante (1994-2000) [35] révèlent l'absence de supériorité d'une polychimiothérapie par sel de platine et 5-Fluorouracil sur une monochimiothérapie par sel de platine.

La place d'autres agents tel que la tirapazamine [36], les taxanes ou des thérapeutiques ciblées comme les anti-EGFR sera précisée par des essais cliniques actuellement en cours [37, 38].

Par ailleurs, un facteur de croissance des kératinocytes dénommé palifermin a montré son efficacité dans un essai randomisé portant sur le traitement préventif des mucites aiguës de haut grade induites par les chimiothérapies d'hémopathies malignes [39]. Son efficacité dans les mucites aiguës induites par la radiothérapie est en cours d'évaluation (phase II). En revanche, l'amifostine s'est révélé sans effet sur l'incidence des mucites de haut grade post-radique [40].

4.2.2 Etude de la toxicité tardive

L'évaluation de la toxicité tardive de 21 long survivants est une étude originale par le long recul de plus de 5 ans et le choix des deux échelles de référence actuelle SOMA LENT et NCI-CTC AE version 3. Les événements indésirables de grade 3 ou 4 concernent 71% des patients. Vingt-quatre pour cent (5/21) des patients présentent une toxicité tardive grade 3 ou 4 exclusivement limitée aux dents. Dix sur 21 (48%) des patients présentent une toxicité tardive grade 3 ou 4 sur au moins 2 symptômes. Cent pour cent des patients présentent une fibrose sous-cutanée de bas grade et une xérostomie. Toutefois, quelle que soit l'échelle de toxicité utilisée, l'extraction dentaire complète est cotée en grade 4. Cette cotation rapproche cet événement indésirable tardif d'autres complications graves « mettant en jeu la vie du patient » ou « nécessitant des interventions thérapeutiques majeures » telle que la myélite post-radique. La dégradation dentaire accentue le taux d'événements tardifs de haut grade alors que son retentissement en terme de qualité de vie est plus modeste.

En revanche la xérostomie, contrairement à la toxicité dentaire, est cotée dans l'une ou l'autre des échelles grade 1 ou 2, rarement 3 alors que ce symptôme est placé comme le premier retentissant sur les activités des patients. Cette apparente dissociation tient à l'évaluation directe de la xérostomie, limitée à la sensation de sécheresse buccale ou de fluidité de la salive. En fait, les conséquences de la xérostomie portent également sur la déglutition, la voix [41], l'état dentaire et la perception du goût [16]. La pénibilité de ce symptôme tient plus à la multitude de ses conséquences indirectes qu'à l'unique baisse du flux salivaire. La cotation de la xérostomie ne grève donc pas le score de toxicité tardive alors qu'elle est responsable d'un inconfort majeur retentissant sur la qualité de vie. Enfin la conclusion du patient révèle pour plusieurs patients une dissociation entre la xérostomie constatée lors de l'examen et son retentissement sur la qualité. Notre étude ne permet pas de mesurer précisément cette dissociation mais celle-ci fait l'objet d'une publication récente. Elle porte sur un essai prospectif randomisé testant l'efficacité de la pilocarpine. Cette étude conclut à l'inefficacité de la pilocarpine sur la xérostomie tardive mais l'étude prospective de la qualité de vie constate un retour à la normale en 6 mois malgré la persistance objective d'une xérostomie [42].

Sur le plan cutané, l'ensemble des patients présentent une fibrose cervicale et 19% d'entre eux une atrophie cutanée localisée en regard de la région sous-mentale sans conséquence fonctionnelle sur les activités quotidiennes des patients évalués (grade 1 ou 2). Cet événement indésirable est directement lié au faible rendement en profondeur des photons du Cobalt d'énergie 1,25 MeV, responsable d'une dose dans les tissus sous-cutanés plus élevée que les photons de 4 MV.

Sur le plan neurologique, aucune myélite radique n'a été décrite. En revanche, un cas de neuromyotonie post-radique a été identifié. Le patient présentait une hypertrophie douloureuse du masséter situé du même côté que le carcinome épidermoïde amygdalien traité (chimioradiothérapie d'août à septembre 2000). L'IRM a confirmé une hypertrophie musculaire du masséter sans signe de récidive. L'électromyogramme a révélé une activité musculaire spontanée associée à un défaut de relâchement musculaire. Le diagnostic d'atteinte post-radique de la branche motrice du nerf trijumeau est évoqué. Une observation similaire a été publiée [43]. Il s'agit d'une affection rare, touchant les branches du trijumeau ou les muscles oculomoteurs irradiés, survenant plusieurs mois à plusieurs années après l'irradiation [44, 45]. La symptomatologie du patient de notre étude a été partiellement améliorée par la prise de benzodiazépines (Myolastan®, Rivotril®). Les douleurs ont disparu et le patient a repris son poids antérieur. Le carbamazepine (Tégrétol®) serait efficace dans cette indication. En cas d'échec, une infiltration de toxine botulinique sera indiquée.

Sur le plan de l'audition, 2/21 patients ont présenté une otite séreuse, contrôlée par la mise en place de drains trans-tympaniques et deux patients présentent un hypoacousie contrôlée par la mise en place de prothèses auditives.

Sur le plan thyroïdien, l'hypothyroïdie est un événement indésirable tardif touchant 6/24 (25%) des patients évalués dont la moitié est clinique. Le taux d'hypothroïdie post-radique rapportée par la littérature est extrêmement variable allant de 7% à 54 % avec une médiane se situant autour de 45% [46].

4.2.3 Moyens actuels pour diminuer la toxicité tardive

L'utilisation de photons X de 4 MV produits par les accélérateurs de particules de nouvelle génération à la place des photons gamma du Cobalt de 1,25 MeV permet directement de diminuer la dose délivrée à la peau et aux tissus sous-cutanés et donc de réduire la fibrose cervicale post-radique.

La prise en charge thérapeutique de la toxicité dentaire est préventive. La radiothérapie doit être précédée d'une mise en état de la cavité buccale pour éviter le développement de caries multiples qui favorisent l'ostéonécrose. Il est alors procédé à l'extraction des dents mobiles, des dents porteuses de foyers apicaux, des dents cariées dont la reconstruction n'est pas possible, des dents traumatisantes pour la muqueuse ainsi que les dents en cours de désenclavement [47]. Chez les patients qui n'ont aucune hygiène dentaire, il est recommandé d'extraire toutes les dents situées en zone mandibulaire irradiée. Les dents saines sont laissées en place et leur protection ultérieure doit être assurée par un brossage pluri-quotidien associé à une prophylaxie fluorée quotidienne par le port de gouttières dentaires personnalisées. Bien conduite, cette démarche est très efficace sur les rares patients évalués qui l'ont suivie.

La xérostomie n'est accessible à aucun traitement curatif et son traitement est exclusivement préventif. Deux approches préventives sont possibles : l'utilisation d'un radioprotecteur des glandes salivaires et/ou le recours à la radiothérapie conformationnelle par modulation d'intensité (RCMI). L'amifostine est une molécule dont les propriétés radioprotectrices ont été confirmées sur les glandes salivaires par un essai randomisé de phase III [40]. Dans cet essai, les patients étaient traités par une radiothérapie sans chimiothérapie concomitante précédée ou non d'une exérèse chirurgicale. L'amifostine y réduisait l'incidence des xérostomies tardives de grade supérieur ou égal à 2 (Echelle de toxicité tardive EORTC/RTOG) de 57% à 34% (p=0,002). La RCMI est une technique de radiothérapie conformationnelle dans laquelle on module la fluence (quantité de photons par unité de surface) des faisceaux au cours de chaque séance. Cette technique permet de réaliser une irradiation très précise du volume tumoral en épargnant les tissus sains et notamment les glandes salivaires. Plusieurs auteurs ont montré une amélioration de la xérostomie par cette technique [48, 49]. Par ailleurs, au-delà de la protection des glandes salivaires, cette technique permet la protection d'autres tissus sains notamment la cavité buccale, les articulations temporo-mandibulaires, la moelle épinière, l'oreille interne, le larynx.

Sur le plan thyroïdien, une prise en charge préventive peut se discuter avec la RCMI, mais elle demeure aujourd'hui basée sur son dépistage préclinique par un prélèvement sanguin tous les 6 mois de TSH et T4. Le traitement par hormonothérapie est parfaitement efficace sous réserve d'une introduction à doses progressives [46].

4.2.4 Les échelles de toxicité

Notre étude montre un profil d'événements indésirables tardifs comparable entre l'échelle SOMA LENT et l'échelle NCI-CTC AE v3.0. La version 3.0 NCI-CTC AE semble donc ne pas reproduire les problèmes de cohérence révélés dans l'étude comparative de toxicité tardive des patients traités dans l'essai ARCORO par Denis et al (SOMA LENT, NCI-CTC AE version 2 et RTOG /EORTC) [27]. Par ailleurs, la grande exhaustivité de l'échelle NCI-CTC AE v3.0 en permet une utilisation très souple et aisée. Ainsi, que l'événement indésirable constaté soit aigu ou tardif, clinique ou biologique, qu'il soit lié à la chimiothérapie, à la radiothérapie, à la chirurgie ou à l'association d'un ou plusieurs de ces traitements, il peut être rapporté avec cette unique échelle.

L'évaluation de la toxicité tardive avec les 2 échelles choisies confirme la multiplicité des tissus et organes concernés par la chimioradiothérapie. Cependant, il s'agit majoritairement de toxicité de bas grade. Toutefois, lorsque l'on compare les grades accordés aux événements indésirables constatés avec le point de vue subjectif du patient, on retrouve une discordance entre le grading et les conséquences fonctionnelles. Ainsi la toxicité dentaire est surcotée au regard des autres événements indésirables de haut grade et du handicap exprimé par les patients édentés. D'autre part, la toxicité salivaire, habituellement de bas grade reflète mal l'inconfort direct ou indirect des nombreux symptômes liés à la xérostomie.

5. Conclusion

Dans l'attente des études actuellement en cours, le schéma de chimioradiothérapie concomitante associant le carboplatine à la dose de 70 mg/m^2/j pendant 4 jours et le 5-fluoro-uracile à la dose de 600 mg/m2/j sur 96 heures avec une radiothérapie normofractionnée reste, au CRLCC Nantes Atlantique, le traitement standard des carcinomes épidermoïdes localement avancés non résécables de l'oropharynx et de la cavité buccale.

La toxicité aiguë de cette association est limitante. Elle nécessite une surveillance étroite de l'alimentation du patient et le recours précoce à une sonde naso-gastrique voire à une gastrostomie. Son indication doit être limitée aux patients en bon état général.

En revanche, la toxicité tardive des patients long survivants est constante, prédominante au niveau salivaire et dentaire mais compatible avec une qualité de vie acceptable.

6. Liste des abréviations

VADS : voies aéro-digestives supérieures

CRLCC : centre régional de lutte contre le cancer

EGFR : epidermal growth factor receptor

MACH-NC : Meta-Analysis of Chemotherapy in Head & Neck Cancer

ARCORO : association radiothérapie et chimiothérapie des carcinomes de l'oropharynx

EORTC : European Organization for Research on Treatment of Cancer

H&N QLQ 35 : Module tête et cou (Head and Neck) du questionnaire de qualité de vie (Quality of Life Questionnaire) de l'EORTC

RTOG : Radiation Therapy Oncology Group

NCI : National Cancer Institute

CTC AE v3.0 : Common Terminology Criteria for Adverse Events version 3.0

TSH : thyréostimuline

T4 : tétra-iodo thyronine

LENT : Late Effects Normal Tissues

SOMA : Subjective, Objective, Management, and Analytic

GORTEC : Groupe d'Oncologie Radiothérapie Tête et Cou

ICRU : International Commission On Radiation Units And Measurements

7. Bibliographie

1. Berrino, F. and G. Gatta, *Variation in survival of patients with head and neck cancer in Europe by the site of origin of the tumours. EUROCARE Working Group.* Eur J Cancer, 1998. **34**(14 Spec No): p. 2154-61.

2. Greenlee, R.T., et al., *Cancer statistics, 2000.* CA Cancer J Clin, 2000. **50**(1): p. 7-33.

3. Parker, S.L., et al., *Cancer statistics, 1996,* in *CA Cancer J Clin.* 1996. p. 5-27.

4. Réseau français des registres du cancer, F.H.d.L., Institut national de la santé et de la recherche médicale, Inserm Institut de veille sanitaire, InVS, , *Evolution de l'incidence et de la mortalité par cancer en France de 1978 à 2000.* 2003.

5. Vokes, E.E., et al., *Head and neck cancer.* N Engl J Med, 1993. **328**(3): p. 184-94.

6. Gerard, J.P., et al., *Treatment of anal canal carcinoma with high dose radiation therapy and concomitant fluorouracil-cisplatinum. Long-term results in 95 patients.* Radiother Oncol, 1998. **46**(3): p. 249-56.

7. Herskovic, A., et al., *Combined chemotherapy and radiotherapy compared with radiotherapy alone in patients with cancer of the esophagus.* N Engl J Med, 1992. **326**(24): p. 1593-8.

8. Fu, K.K., et al., *Combined radiotherapy and chemotherapy with bleomycin and methotrexate for advanced inoperable head and neck cancer: update of a Northern California Oncology Group randomized trial.* J Clin Oncol, 1987. **5**(9): p. 1410-8.

9. Lo, T.C., et al., *Combined radiation therapy and 5-fluorouracil for advanced squamous cell carcinoma of the oral cavity and oropharynx: a randomized study.* AJR Am J Roentgenol, 1976. **126**(2): p. 229-35.

10. Pignon, J.P., et al., *Chemotherapy added to locoregional treatment for head and neck squamous-cell carcinoma: three meta-analyses of updated individual data. MACH-NC Collaborative Group. Meta-Analysis of Chemotherapy on Head and Neck Cancer.* Lancet, 2000. **355**(9208): p. 949-55.

11. Scully, C., J. Epstein, and S. Sonis, *Oral mucositis: a challenging complication of radiotherapy, chemotherapy, and radiochemotherapy. Part 2: diagnosis and management of mucositis.* Head Neck, 2004. **26**(1): p. 77-84.

12. Calais, G., et al., *Randomized trial of radiation therapy versus concomitant chemotherapy and radiation therapy for advanced-stage oropharynx carcinoma.* J Natl Cancer Inst, 1999. **91**(24): p. 2081-6.

13. Mazeron, J.J. and L. Grimard, *[Late effects of ionizing radiations on head and neck region tissues].* Cancer Radiother, 1997. **1**(6): p. 692-705.

14. Dijkstra, P.U., W.W. Kalk, and J.L. Roodenburg, *Trismus in head and neck oncology: a systematic review.* Oral Oncol, 2004. **40**(9): p. 879-89.

15. Makkonen, T.A. and E. Nordman, *Estimation of long-term salivary gland damage induced by radiotherapy.* Acta Oncol, 1987. **26**(4): p. 307-12.

16. Garg, A.K. and M. Malo, *Manifestations and treatment of xerostomia and associated oral effects secondary to head and neck radiation therapy.* J Am Dent Assoc, 1997. **128**(8): p. 1128-33.

17. Jereczek-Fossa, B.A. and R. Orecchia, *Radiotherapy-induced mandibular bone complications.* Cancer Treat Rev, 2002. **28**(1): p. 65-74.

18. Mornex, F., et al., *[Scoring system of late effects of radiations on normal tissues: the SOMA-LENT scale].* Cancer Radiother, 1997. **1**(6): p. 622-68.

19. Trotti, A., *Toxicity in head and neck cancer: a review of trends and issues.* Int J Radiat Oncol Biol Phys, 2000. **47**(1): p. 1-12.

20. Emami, B., et al., *Tolerance of normal tissue to therapeutic irradiation.* Int J Radiat Oncol Biol Phys, 1991. **21**(1): p. 109-22.

21. Rubin, P., et al., *EORTC Late Effects Working Group. Overview of late effects normal tissues (LENT) scoring system.* Radiother Oncol, 1995. **35**(1): p. 9-10.

22. *LENT SOMA tables.* Radiother Oncol, 1995. **35**(1): p. 17-60.

23. *LENT SOMA scales for all anatomic sites.* Int J Radiat Oncol Biol Phys, 1995. **31**(5): p. 1049-91.

24. Arbuck SG, I.S., Setser A; et al. Website., *The Revised Common Toxicity Criteria: Version 2.0. CTEP.*

25. Trotti, A., *The evolution and application of toxicity criteria.* Semin Radiat Oncol, 2002. **12**(1 Suppl 1): p. 1-3.

26. Trotti, A., et al., *CTCAE v3.0: development of a comprehensive grading system for the adverse effects of cancer treatment.* Semin Radiat Oncol, 2003. **13**(3): p. 176-81.

27. Denis, F., et al., *Late toxicity results of the GORTEC 94-01 randomized trial comparing radiotherapy with concomitant radiochemotherapy for advanced-stage oropharynx carcinoma: comparison of LENT/SOMA, RTOG/EORTC, and NCI-CTC scoring systems.* Int J Radiat Oncol Biol Phys, 2003. **55**(1): p. 93-8.

28. *ICRU submits new radiation unit system and reports.* Radiol Technol, 1978. **50**(1): p. 50-1.

29. Bjordal, K., et al., *Development of a European Organization for Research and Treatment of Cancer (EORTC) questionnaire module to be used in quality of life*

assessments in head and neck cancer patients. EORTC Quality of Life Study Group. Acta Oncol, 1994. **33**(8): p. 879-85.

30. Denis, F., et al., *Final results of the 94-01 French Head and Neck Oncology and Radiotherapy Group randomized trial comparing radiotherapy alone with concomitant radiochemotherapy in advanced-stage oropharynx carcinoma.* J Clin Oncol, 2004. **22**(1): p. 69-76.

31. Prosnitz, R.G., et al., *Pretreatment anemia is correlated with the reduced effectiveness of radiation and concurrent chemotherapy in advanced head and neck cancer.* Int J Radiat Oncol Biol Phys, 2005. **61**(4): p. 1087-95.

32. Henke, M., et al., *Erythropoietin to treat head and neck cancer patients with anaemia undergoing radiotherapy: randomised, double-blind, placebo-controlled trial.* Lancet, 2003. **362**(9392): p. 1255-60.

33. Denham, J.W. and R.L. Abbott, *Concurrent cisplatin, infusional fluorouracil, and conventionally fractionated radiation therapy in head and neck cancer: dose-limiting mucosal toxicity.* J Clin Oncol, 1991. **9**(3): p. 458-63.

34. Espinoza-Jacobs, M.C., et al., *Combined carboplatin plus bleomycin and conventional radiotherapy for advanced carcinomas of the head and neck.* Am J Clin Oncol, 1995. **18**(1): p. 52-5.

35. Pignon, J.P., B. Baujat, and J. Bourhis, *[Individual patient data meta-analyses in head and neck carcinoma: what have we learnt?].* Cancer Radiother, 2005. **9**(1): p. 31-6.

36. Rischin, D., et al., *Tirapazamine, Cisplatin, and Radiation versus Fluorouracil, Cisplatin, and Radiation in patients with locally advanced head and neck cancer: a randomized phase II trial of the Trans-Tasman Radiation Oncology Group (TROG 98.02).* J Clin Oncol, 2005. **23**(1): p. 79-87.

37. Bonner, J.A., et al., *Anti-EGFR-mediated radiosensitization as a result of augmented EGFR expression.* Int J Radiat Oncol Biol Phys, 2004. **59**(2 Suppl): p. 2-10.

38. Calais, G., et al., *Radiotherapy with concomitant weekly docetaxel for Stages III/IV oropharynx carcinoma. Results of the 98-02 GORTEC Phase II trial.* Int J Radiat Oncol Biol Phys, 2004. **58**(1): p. 161-6.

39. Spielberger, R., et al., *Palifermin for oral mucositis after intensive therapy for hematologic cancers.* N Engl J Med, 2004. **351**(25): p. 2590-8.

40. Brizel, D.M., et al., *Phase III randomized trial of amifostine as a radioprotector in head and neck cancer.* J Clin Oncol, 2000. **18**(19): p. 3339-45.

41. Roh, J.L., A.Y. Kim, and M.J. Cho, *Xerostomia following radiotherapy of the head and neck affects vocal function.* J Clin Oncol, 2005. **23**(13): p. 3016-23.

42. Ringash, J., et al., *Postradiotherapy quality of life for head-and-neck cancer patients is independent of xerostomia.* Int J Radiat Oncol Biol Phys, 2005. **61**(5): p. 1403-7.

43. Lefevre-Houillier, C., et al., *[Post-irradiation neuromyotonia of the masseter muscle]*. Rev Neurol (Paris), 2004. **160**(11): p. 1075-7.

44. Diaz, J.M., et al., *Post-irradiation neuromyotonia affecting trigeminal nerve distribution: an unusual presentation.* Neurology, 1992. **42**(5): p. 1102-4.

45. Lessell, S., I.M. Lessell, and J.F. Rizzo, 3rd, *Ocular neuromyotonia after radiation therapy.* Am J Ophthalmol, 1986. **102**(6): p. 766-70.

46. Monnier, A., *[Late effects of ionizing radiations on the thyroid gland]*. Cancer Radiother, 1997. **1**(6): p. 717-31.

47. Horiot, J.C., et al., *Dental preservation in patients irradiated for head and neck tumours: A 10-year experience with topical fluoride and a randomized trial between two fluoridation methods.* Radiother Oncol, 1983. **1**(1): p. 77-82.

48. Chao, K.S., et al., *Intensity-modulated radiation therapy reduces late salivary toxicity without compromising tumor control in patients with oropharyngeal carcinoma: a comparison with conventional techniques.* Radiother Oncol, 2001. **61**(3): p. 275-80.

49. Pacholke, H.D., et al., *Late xerostomia after intensity-modulated radiation therapy versus conventional radiotherapy.* Am J Clin Oncol, 2005. **28**(4): p. 351-8.

NOM : THILLAYS PRENOM : FRANCOIS

Titre de la thèse :

Etude rétrospective monocentrique de 101 patients traités au CRLCC Nantes Atlantique pour un cancer non résécable de l'oropharynx ou de la cavité buccale par chimioradiothérapie selon le schéma ARCORO : résultats et étude de la toxicité tardive.

RESUME

La chimioradiothérapie concomitante des carcinomes localement avancés non résécables de l'oropharynx est un standard. Nous rapportons ici une étude rétrospective de 101 patients traités au CRLCC Nantes Atlantique pour un carcinome épidermoïde non résécable de l'oropharynx et de la cavité buccale par une radiothérapie normofractionnée à pleine dose aux photons du Cobalt avec une chimiothérapie concomitante associant carboplatine et 5-fluorouracile. Une étude clinique de la toxicité tardive a été conduite sur les 21 patients long survivants par les échelles SOMA LENT, NCI-CTC AE v3.0 et le module tête et cou du questionnaire de qualité de vie de l'EORTC H&N QLQ 35. L'âge médian est de 55,2 ans. Les tumeurs de l'oropharynx représentent 95% des cas et celles de la cavité buccale 5% des cas. La médiane de survie est de 22 mois. Après un suivi médian de 61 mois, la survie globale est de 39% à 3 ans, la survie sans maladie de 50% à 3 ans et le contrôle locorégional de 68% à 3 ans. L'analyse univariée montre l'intérêt pronostique du stade, du statut ganglionnaire et du taux d'hémoglobine. L'intérêt pronostique de l'état général est retrouvé tant en analyse univariée que multivariée. La toxicité aiguë, liée aux mucites de haut grade a nécessité une réalimentation par sonde gastrique pour 46,5% des patients. Cette toxicité est limitante et nécessite une surveillance étroite de l'alimentation du patient et doit limiter l'indication de la chimioradiothérapie aux patients en bon état général. La toxicité tardive touche tous les patients dont 71% présentent une toxicité de haut grade sur au moins un symptôme. Cette toxicité tardive est prédominante au niveau salivaire et dentaire, et reste donc compatible avec une qualité de vie acceptable.

MOTS CLES : carcinome de l'oropharynx, chimioradiothérapie concomitante, événement indésirable, toxicité tardive

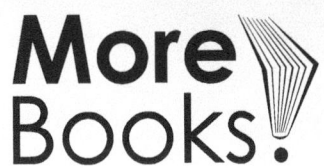 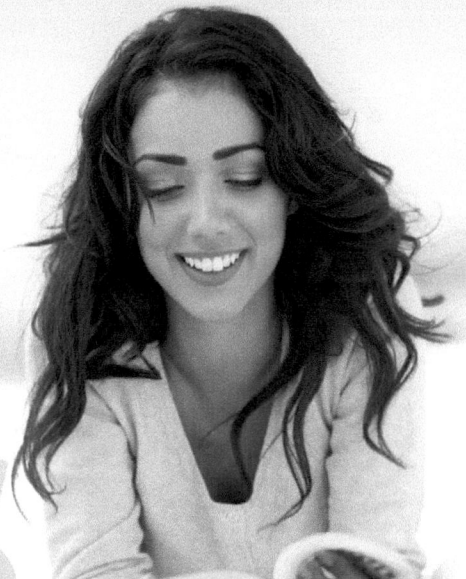

I want morebooks!

Buy your books fast and straightforward online - at one of the world's fastest growing online book stores! Environmentally sound due to Print-on-Demand technologies.

Buy your books online at
www.get-morebooks.com

Achetez vos livres en ligne, vite et bien, sur l'une des librairies en ligne les plus performantes au monde!
En protégeant nos ressources et notre environnement grâce à l'impression à la demande.

La librairie en ligne pour acheter plus vite
www.morebooks.fr

VDM Verlagsservicegesellschaft mbH
Heinrich-Böcking-Str. 6-8　　　　　　　　　　　　info@vdm-vsg.de
D - 66121 Saarbrücken　　Telefax: +49 681 93 81 567-9　　www.vdm-vsg.de

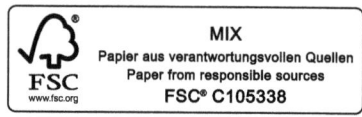

Printed by Books on Demand GmbH, Norderstedt / Germany